Gerhard Bruns

Wie stärke ich mein Immunsystem? - Oder:

„Leiden auf Rezept?"

Was kann ich selber tun?

Der Vortrag wurde beim

Butjadinger Forum Naturheilkunde und Medizin

gehalten. Das Forum wurde im Jahre 2003 gegründet von

Dr. med. Marlene Laturnus und HP Gerhard Bruns.

Gerhard Bruns, Heilpraktiker, Dipl. Ing.

Wie stärke ich mein Immunsystem? - Oder:

„Leiden auf Rezept?"

Was kann ich selber tun?

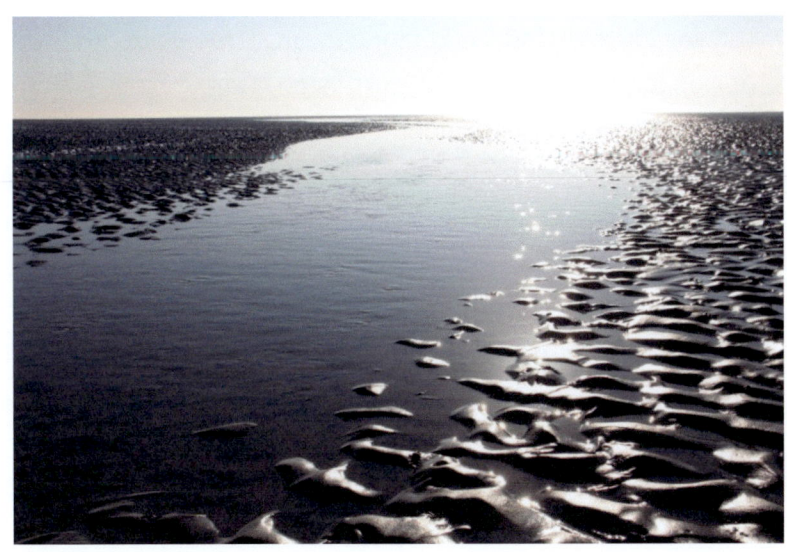

Impressum

Herstellung und Verlag:
BoD – Books on Demand, Norderstedt
ISBN 978-3-7357-8065-2

© Gerhard Bruns

Haftungsausschluss:

Die Aussagen in diesem Buch basieren auf dem Wissen und den praktischen Erfahrungen des Autors. Das Buch wurde nach bestem Wissen und Gewissen erarbeitet und stützt sich auf die angegebene Fachliteratur. Im Vortrag sind Verkürzungen unvermeidlich. Im Zweifelsfall ist in der angegeben Literatur nachzulesen. Der Vortrag soll anregen, selbst Verantwortung für die eigene Gesundheit zu übernehmen. Dazu gehören insbesondere Information und Querchecken. Im Zweifel bei Bedenken zu verschiedenen Aussagen oder bei Kurreaktionen, die allein schon bei Umstellung des Lebensstils eintreten könnten, sollte ein erfahrener Arzt, am besten ein Mayr-Arzt, ein Heilpraktiker oder ein Arzt für Naturheilverfahren konsultiert werden. Der Autor weist deswegen darauf hin, dass er für Selbstbehandlungen keine Haftung übernehmen kann.

1. Auflage August 2014

Inhalt

Einleitung

Scheinsicherheit durch Frühdiagnostik

Der eigene diagnostische Blick
    Kenne ich meinen Status?
    Zunge, Darm, Haut

Der natürliche Verlauf einer Krankheit – Natürliche Heilkräfte
    Was belastet unseren Organismus?
    Welche Instrumente und Heilkräfte besitzt unser Körper?

Vor allem nicht schaden - Die Gruselliste

Mehr entgiften - als vergiften!
Die körpereigenen Entgiftungs- und Immun-Instrumente trainieren
    Die Selbsthilfe-Methode

Ernährung ist das, was wir verdauen

Biologische Systeme benötigen Vitalstoffe

Zusammenfassung: Mein immunstärkendes Selbsthilfe-Programm

Der Beweis, dass es mir bereits in 14 Tagen besser geht
Schluss

Abbildungen
Quellenverzeichnis
Lesenswerte Literatur
Über den Autor

Wie stärke ich mein Immunsystem?

Einleitung

Die Süddeutsche Zeitung titelte am 11.9.2007:

„Leiden auf Rezept"

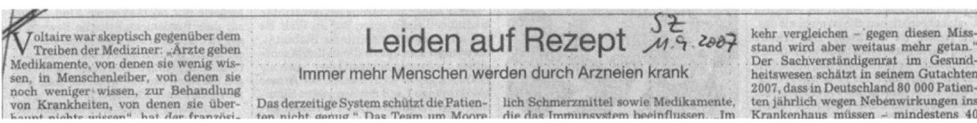

Abb. 1

Immer mehr Menschen werden durch Arzneien krank. Der Redakteur Werner Bartens bezog sich auf eine Auswertung im Fachblatt „Archives of Internal Medicine", nach der sich die Zahl der schweren Arzneimittelfälle seit 1998 mehr als verdoppelt hätte. Die Todesfälle durch Medikamente haben sich seither sogar nahezu verdreifacht.

Dann zitierte der Redakteur Voltaire: „Die Ärzte geben Medikamente, von denen sie wenig wissen, in Menschenleiber, von denen sie noch weniger wissen, zur Behandlung von Krankheiten, von denen sie überhaupt nichts wissen."

Ich denke, dass der Redakteur mit diesen beiden Informationen im Kontext trefflich die Situation der heutigen „Medizinindustrie" beschreibt. Natürlich weiß die Medizin heute viel mehr als zu Voltairs Zeiten. Vielleicht meint die Schulmedizin sogar so viel zu wissen, dass sie z.T. glaubt, unfehlbar zu sein und so zusammen mit der Pharmaindustrie und den Krankenkassen die Politik, das Gesundheitswesen überhaupt, in Deutschland beherrschen zu können.

Andere Meinungen, kritische Betrachtungen, neuere Forschungsergebnisse und Alternative Heilkunden werden, wenn überhaupt, sehr spät wahrgenommen, vielfach bekämpft, weil immer mehr Menschen die nebenwirkungsharten, kosten- und gewinnträchtigen chemischen Medikamente verschmähen. Sie wollen sich nicht mehr vergiften lassen. (Siehe das Buch von Dr. Joachim Mutter „Lass dich nicht vergiften!")

Ivan Illich schrieb bereits 1975 und 1981 in seinen Büchern „ Die Enteignung der Gesundheit" und „Die Nemesis der Medizin- Von den Grenzen des Gesundheitswesen", dass die schädlichen Nebenwirkungen der Medizin längst ihre Heilwirkungen überwuchern. Seine Botschaft ist generell: Die Medizin heilt die Menschen nicht mehr, sondern macht sie krank. Besonders in den Entwicklungsländern wurde den Völkern ihre Volksmedizin genommen, die moderne westliche Medizin ist hier, in der westlichen Welt, kaum bezahlbar, geschweige denn dort.

Etwas mehr Demut wäre also angebracht, dass man eben noch nicht alles weiß, und dass man dringend überprüfen muss, ob die chemische „moderne" Medizin die Menschen mit überwiegend symptomatischen und palliativen Medikamenten von der Wiege bis zur Bahre abhängig macht.

Vorsorgemedizin beschränkt sich vor allem auf Untersuchungen von frühzeitigen Zellentartungen, damit man noch früher mit chemischen Medikamenten behandeln kann.

Völlig darnieder liegt bei der Schulmedizin das Wissen darüber, wie das natürliche Immunsystem der Patienten, der Menschen überhaupt, mit einfachen natürlichen Mitteln gestärkt werden kann. Ernährungsmedizin, die das einbezieht, die nur das für gut hält, was wirksam auch verdaut werden kann, ist ein Fremdwort in der Schulmedizin.

Die Speisepläne in den Kliniken zeigen nämlich nicht nur die fehlenden Kenntnisse darüber, sondern es fehlen auch Kenntnisse über entsprechende Untersuchungsmethoden und ihre Ergebnisse.

Dabei gibt es eine erfolgreiche internationale und eine deutsche Gesellschaft der Dr. X. F. Mayr- Ärzte, deren Ärzte auf Darmsanierung spezialisiert sind. Ein gesunder Darm ist die Voraussetzung für ein gesundes Immunsystem, denn der größte Teil unseres Immunsystems sitzt im Darm.

Wie oft habe ich bei meinen eigenen jährlichen Dr. Mayr- Darmsanierungen Menschen getroffen, die durch diese Therapien von chronischen Krankheiten geheilt worden sind, ob Rheuma oder Asthma, um nur zwei Beispiele zu nennen. In einer messbaren Darmsanierung, die nicht den Stuhlgang, sondern die Reinigung und Erneuerung der Darmschleimhaut mit der Unterstützung einer natürlichen Darmflora meint, liegt die Basis-Behandlung zur Stärkung unseres Immunsystems.

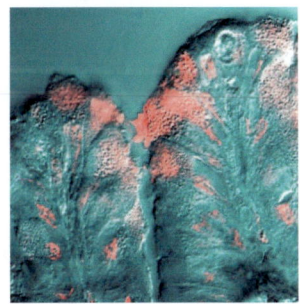

Die Darmschleimhaut enthält Drüsen zur Bildung von Darmsaft, bestimmte Enzyme zur Spaltung von Nährstoffen, Zellen zur Aufnahme der Nährstoffe aus dem Darm ins Blut und Zellen zur Abwehr von Krankheitserregern. Die Abbildung zeigt vergrößerte Darmschleimhaut-Zellen. Abgesonderter Schleim ist durch rosa Färbung sichtbar gemacht. (Wikipedia)

Abb. 2

Die durch eine solche Behandlung erreichten körpereigenen Heilungen bezeichnen Krankenkassen und Schulmedizin, wenn sie damit konfrontiert werden, als „Spontanheilungen", weil Derartiges nicht in den Leitlinien steht.

Ein Skandal! Auf diese Weise sparen die Krankenkassen viel Geld, sie brauchen diese Darmsanierung nicht zu bezahlen, und die Pharmaindustrie kann weiter gute Umsätze machen z.B. mit Schmerz – und Asthmamitteln oder Bluthochdrucksenkern.

Dabei ist es eigentlich so einfach. Die Schulmedizin sollte sich mehr Kenntnisse beschaffen von „der Macht der Lebenden Systeme zur Selbstheilung".

Sie könnte den großen Erfahrungsschatz der Erfahrungsheilkunde, der Naturheilkunde, der Biologischen Medizin in allen Bereichen vorurteilsfrei zur Kenntnis nehmen, anwenden, und weitere Forschungen auf diesem Gebiet initiieren.

Damit ist aber kein Geld zu verdienen, weil es dazu einen zusätzlichen Zeitaufwand für Untersuchung, Beratung und Anleitung des Patienten bedarf. Das ist aufwendiger als nur ein Rezept auszustellen. Arztpraxen, Krankenhäuser und Pharmaindustrie werden betriebswirtschaftlich geführt. Hochschulen sind nicht in vollem Umfang frei in Lehre und Forschung, denn ein Großteil der Forschungsgelder kommt von der Industrie.

Chemische Medikamente heilen in der Regel nicht, sie wirken symptomatisch, lindern, führen aber in vielen Fällen auf Dauer in einen chronischen oder noch schlimmeren Zustand und in Abhängigkeit.

Es ist daher für uns persönlich wichtig, noch mehr Kenntnisse vom natürlichen Verlauf einer Krankheit und ihrer natürlichen Heilung zu erhalten.

Prof. Dr. Heinrich Reckeweg sieht Krankheit nicht als „Krankheit" an, sondern als ein Instrument des Körpers, mit Giften im Körper fertig zu werden.

In einer Pressemeldung beklagten Ärzte, dass zu viele Antibiotika verschrieben würden. Ja bitte, wer verschreibt denn die Antibiotika? Doch niemand sonst als die Ärzte! Aber was machen Ärzte dann bei alltäglichen Infektionskrankheiten, grippalen Infekten, Fieber usw., wenn sie weniger Antibiotika geben sollen oder wollen. Was machen sie denn dann? Naturheilkundler, Heilpraktiker haben das gelernt, sie haben ein reichhaltiges Repertoire an „guten" Maßnahmen, die nicht schaden, aber dem Körper helfen zu gesunden. Natürlich nicht für alle Fälle, Ausnahmen bestätigen die Regel.

Schulmedizin braucht einen Paradigmenwechsel! In der Schweiz ist die Naturheilkunde versuchsweise eingeführt, naturheilkundliche Behandlungen werden von den Kassen bezahlt. Das ist der richtige Weg. Ohne eigene Mitwirkung der erkrankten Menschen wird es nicht gehen.

Meine Frau und ich haben unsere Kinder bis zum 20. Lebensjahr, solange sie eben noch in unserer Obhut waren, ohne Antibiotikaeinsatz gesund gemacht. Sie versuchen es nun in gleicher Weise bei ihren Kindern. Es geht, es funktioniert! Aber es ist zeitaufwendig, denn nur unser Organismus mit Körper und Geist steuert unser Immunsystem und heilt sich damit selbst. Unsere Aufgabe ist es zu erkennen, wie diese Eigenregulation funktioniert, welche Phasen sie durchläuft und wie man die Selbstheilungskräfte stärken kann.

Von solchen einfachen und wirksamen Erkenntnissen und Maßnahmen soll hier die Rede sein.

Scheinsicherheit durch Frühdiagnostik

Welcher Mensch möchte sich nicht gerne in Sicherheit wiegen, durch Vorsorgeuntersuchungen, durch Inspektionen wie beim Auto zu wissen, dass gesundheitlich alles in Ordnung ist.

Vorsorgeuntersuchungen geben den Menschen vielfach eine gefährliche Scheinsicherheit!

Denn man hat selber damit noch gar nichts in irgendeiner Weise zur Verbesserung seiner Gesundheit, seines Lebensstiles, bei seiner Ernährung oder sonst irgendetwas zur Stärkung des Immunsystems getan. Medizinische Vorsorgeuntersuchungen werden überall propagiert, den Menschen wird suggeriert, wenn sie diese nicht wahrnehmen, versäumen sie, schwere Erkrankungen rechtzeitig genug zu erkennen.

Vorsorgeuntersuchungen sind ein einträgliches Geschäft, insbesondere mit der Angst der Menschen. Am 20.2.14 berichtete die Ärzte Zeitung, dass das Mamma-Screening nicht die Sterblichkeit zu senken vermochte. Dafür gab es jedoch viele Überdiagnosen.

Kanadische Studie   Ärzte Zeitung online, 20.012.2014
Mamma-Screening ohne Einfluss auf die Mortalität

Erneut wird der Nutzen des Mammografie-Screenings von einer Studie infrage gestellt, diesmal von der Canadian National Breast Screening Study. Das Screening vermochte die Sterblichkeit nicht zu senken, dafür gab es viele Überdiagnosen.

Abb. 3

Abgesehen davon, ob solche Vorsorgeuntersuchungen sinnvoll waren, was oft erst nach Jahren feststeht und ob sie wirklich „faire Studien" waren, welche die Evidenz (siehe Literatur: „Wo ist der Beweis? Plädoyer für eine evidenzbasierte Medizin") erfüllen, verhalten sich viele Menschen irrational, wenn sie **nur** zu solchen Untersuchungen gehen wie zu einer Autoinspektion, aber sonst nichts weiter für ihre Gesundheit tun.

Im Gegenteil! Sie rauchen möglicherweise, trinken zu viel Alkohol, sie bewegen sich nicht genügend, essen Fastfood und / oder haben Übergewicht. Sie schaden sich, das weiß jeder, und die Vorsorgeuntersuchung ändert an dieser fortlaufenden Schädigung überhaupt nichts.

Fatal bzw. sehr riskant wäre zudem die Auffassung, dass es eben immer noch rechtzeitig sei, eine durch Vorsorgeuntersuchungen festgestellte Krankheit vom Arzt dann **einfach heilen zu lassen.**

Diese Auffassung enthält mindestens drei Irrtümer:

1. Man kann eine Krankheit nicht - von wem auch immer- „eben schnell heilen lassen". Heilen kann nur der Körper mit seinem Immunsystem, mit seinen Ausscheidungsorganen. Es gibt Krankheiten, die sind scheinbar plötzlich da. Dabei haben sie sich langsam, schleichend und unbemerkt über viele Jahre entwickelt, weil wir z.B. unserem Entgiftungs- und Immunsystem zu viel Gifte und Stress zugemutet haben. Wir hätten es wissen und auch bemerken können. Vielleicht haben wir den Kopf in den Sand gesteckt. Wenn dann die anscheinend plötzlich auftretende Krankheit gar bösartig ist oder durch einen Körperscan aufgedeckt wurde, dann ist das Immunsystem bereits sehr überlastet, beschädigt oder gar weitgehend ausgeschaltet.

2. Chronische Krankheiten wie Arthrosen und Diabetes II sind wie das Wort sagt, chronisch, sie entwickeln sich langsam, zunächst haben wir häufiger Beschwerden, die wir nicht ernst nehmen, weil sie auch wieder mal verschwinden. So verschlimmert sich z.B. oft eine Arthrose bis zu dem Zeitpunkt, an dem es ohne ein neues Gelenk nicht mehr geht, weil die ständige Einnahme von Schmerzmitteln nicht mehr ver-

tretbar ist. Für eine körpereigene Heilung ist es zu spät.

3. Der dritte Irrtum ist, um beim Gelenkbeispiel zu bleiben, dass ein erfolgreich eingesetztes neues Gelenk auf der einen Seite, das Gelenk auf der anderen Seite vor dem gleichen Schicksal schützt. Und die Ursachen für Arthrosen sind oft auch Ursachen von anderen Erkrankungen wie u.a. Bandscheibenvorfälle, Tennisarm, Osteoporose.

Deswegen sind zu so spätem Zeitpunkt Heilungen im wahren Sinne des Wortes oft kaum noch möglich. Es bleibt dann nur die Reparatur, der Bypass oder eines neues Organ. Ein Leben lang sind vielleicht blutdrucksenkende, blutverdünnende, schmerzlindernde oder andere symptomunterdrückende chemische Arzneien zu nehmen.

Ich meine, dass der eigene tägliche Blick in den Spiegel, der eigene ehrliche diagnostische Blick auf unseren Körper die beste und früheste Vorsorgeuntersuchung ist, die uns zumal kostenfrei täglich zur Verfügung steht.

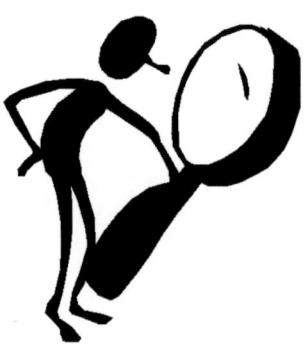

Der eigene diagnostische Blick, die beste Früherkennung, selber etwas zu tun

Seien wir ehrlich mit uns: Jeder möchte gut aussehen, das ist wichtig für Image und Wohlbefinden. Wir hören es gern, wenn jemand zu uns sagt: „Du siehst gut aus!" Oft wird unbewusst ein „aber" eingefügt: „Du siehst **aber** gut aus!", so als ob es ungewöhnlich ist, gut auszusehen, nach dem Motto, eigentlich dürfte es gar nicht sein, es sei denn, man war im Urlaub. Prompt kommt ja auch die „verräterische" Frage: „Warst Du im Urlaub?"

Die Menschen sind bereit, eine Menge Geld für Kleider, Schuhe, Hüte, Kosmetika, Faltencremes, Haarwuchsmittel usw. auszugeben. Natürlich, das tun wir lieber, als durch den Blick in den Spiegel erinnert zu werden: Du müsstest „etwas für deine Gesundheit" tun. Meistens wird dieser Vorsatz verschoben, auch deswegen, weil man nicht genau weiß, welche Maßnahmen nun wirklich sinnvoll sind. Am besten wäre es, wenn sich das „möglichst im Schlaf" erledigen ließe.

Dabei ist in der Tat guter Schlaf wichtig für die Stärkung des Immunsystems, natürlich damit auch für gutes Aussehen, das weiß jeder.

In meinen Vortrag „ Schlafstörungen - Gesunder Schlaf, gesundes Leben" bin ich detailliert darauf eingegangen.

Nun gibt es zum Beispiel aus der Dr. F. X. Mayr Diagnostik viele Hinweise zum individuellen augenblicklichen Gesundheitszustand, die auch dem Laien einsichtig, verständlich und nachvollziehbar sind.

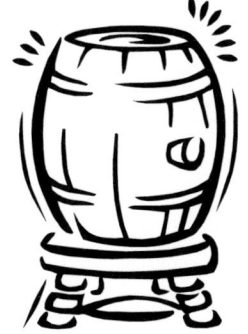

Der Mensch, als Fass betrachtet, „müllt" sich **unmerklich** im Laufe seines Lebens mit verschiedensten Giften voll.

Dies können Gifte sein aus:

- Medizin
- Medikamenten
- Nahrung
- Getränken und
- eigenen im Körper entstehenden Stoffwechselgiften
- Umwelt

Dieser Vorgang beginnt bereits praktisch mit der Geburt, auch mit den ersten Impfungen. Bereits nach 30 Jahren, vom Zeitpunkt der Geburt an, in der heutigen Zeit noch schneller, kann man aufgrund des westlichen Lebensstiles mit geschultem diagnostischen Blick die ersten konkreten Frühzeichen erkennen, wie bereits das Bindegewebe zunehmend verschlickt und versumpft ist. Das Fettgewebe ist sowieso in vielen Fällen prall gefüllt. Auch ist zu erkennen, dass bereits sogar junge Menschen „versauert" sind. Diese Menschen haben bereits vielfältig mit so genannten „Säurekrankheiten" zu kämpfen, wie:

- Arthrosen, Gelenkerkrankungen
- Tennisarmen
- Bandscheibenproblemen
- Rücken- und Nackenschmerzen
- Hexenschüssen
- Bänderrissen und Knochenbrüchen

um nur einige aus dem Alltag zu nennen. Ich habe auch den Eindruck, dass Sportverletzungen schneller und öfter auftreten, trotz wissenschaftlich ausgeklügelter Trainingsmethoden.

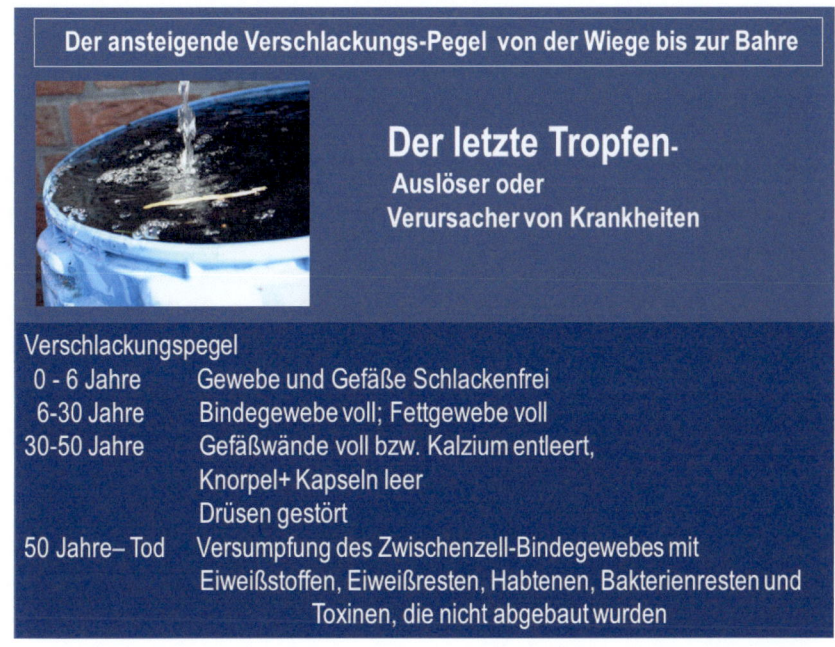

Abb. 4

Der Begriff aus der klinischen Ökologie mit dem überlaufenden Fass, siehe Abbildung, macht besonders deutlich, warum die klinischen Vorsorgeuntersuchungen viel zu spät ansetzen. Denn wenn der letzte Tropfen überläuft, dann ist das Fass bereits voll, und dieser letzte Tropfen kann eine schwere, zu spät erkannte Krankheit auslösen.

Im schlimmsten Fall sind es schwere akute Krankheiten, wie Herzinfarkt und Schlaganfall oder schlimme chronische Erkrankungen, die nur noch lindernd mit Schmerzmitteln u.a. letztlich ins unvermeidliche chronische Siechtum führen, ohne Aussichten auf Besserung.

Kenne ich meinen Status?

Zum eigenen diagnostischen Blick gehört zunächst unbedingt, dass man seinen augenblicklichen Status kennt. Dieser ist aus verschieden Gründen individuell, sowohl in Körperform, äußerlicher Erscheinung, aber auch im Hinblick auf die festgestellten oder festgelegten üblichen Normen und Laborwerte.

Bei Laborwerten sind die Normwerte meistens mit einer Spannweite angegeben. Blutdruckwerte weichen bei vielen Menschen von der Norm 120 zu 80 ab, der Puls vom Normwert 72.

Der Spiegel-Autor Jörg Blech hat in seinem lesenswerten Buch „Die Krankheitserfinder" beschrieben, wie Menschen durch Senkung von Normwerten zu Patienten gemacht werden können.

Im Deutschen Ärzteblatt hat er am 10.11.2003 ein Interview gegeben und gesagt, dass er sich mit Risikofaktoren beschäftigt hatte und der Frage nachgegangen war, wer und warum jemand sagt, dass z.B. ein kritischer Cholesterinwert nun bei 200 mg/dl beginnt.

Blech sagte dann in dem Interview, dass ihn damals zwei Bücher inspiriert hätten: „Die Kunst des Heilens" von Roy Porter (das ich nicht kenne) und „Die Nemesis der Medizin" von Ivan Illich, das mich in den Anfangsjahren meiner Beschäftigung mit Naturheilkunde vor über 35 Jahren ebenfalls stark beeindruckt hatte.

Diagnosewerte, Laborwerte und ihre normierten Grenzwerte haben dennoch eine Bedeutung. Sie sind aber erstens kritisch zu hinterfragen, wie Blech es getan hat, und zweitens ist es in meinen Augen vielfach ein Kunstfehler, nun alle Menschen mit „chemischer Gewalt" auf Normwerte zu trimmen.

Wie treffend finde ich dafür den Ausdruck „Medikalisierung des Lebens" von Ivan Illich.

Es sind daher für unsere persönliche Einschätzung unseres „Status'" zunächst einmal unsere augenblicklichen Werte wichtig, um dann im Verlauf unseres Lebens eventuelle Veränderungen festzustellen zu können.

Auf die Veränderung oder die Nichtveränderung der Werte kommt es besonders an. Denn nur dann kann ich beobachten, ob sich mein Gesundheitszustand verbessert, verschlechtert hat oder gleich gut bzw. gleich schlecht geblieben ist.

Schön wäre es, wenn wir Vergleichswerte aus jungen Jahren hätten. Wenn nicht, dann kann man heute damit für die Zukunft anfangen. Es kommt auf die Veränderung der Werte an und nicht auf eine einmalige Erhebung.

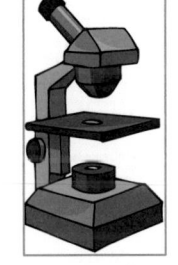

Das gilt sowohl für Labordaten und Blutdruckwerte, als auch für Maße zum Beispiel aus der Antlitz- und Mayr- Diagnostik, die wir selbst beobachten oder auch messen können. Die letzteren Werte sind für mich die wichtigeren. Sie zeigen an, wie die körpereigene Regulation, das Entgiftungssystem, das Immunsystem aktuell arbeiten bzw. gearbeitet haben.

Das ist unser Früherkennungssystem, Ansporn zum Handeln, weil kleine einfache Maßnahmen, auf die ich gleich komme, bereits in etwa 14 Tagen Erleichterung und besseres Wohlbefinden bringen. Unser Ausscheidungs- und Immunsystem wird auf Trab gebracht. In der Regel folgen Labordaten und Blutdruckwerte dieser positiven Entwicklung automatisch.

Zunächst ein kurzes Wort zu den medizinischen Daten.

Ein Schulfreund, mehrfacher Facharzt, erzählte mir, als wir uns über unseren niedrigen Puls unterhielten, dass er einen Notfall-Hinweis in seinem Personalausweis aufhebt mit dem Hinweis: Bitte keinen Herzschrittmacher einbauen, ich bin Sportler und habe ein Sportlerherz mit einer Bradykardie. Mit Bradykardie wird ein weit unter der Norm liegender Puls bezeichnet.

Jeder ist beim Arzt aufgeregt und der Blutdruck ist bei den meisten Menschen dann höher als zu Hause. Aber wenn man nicht weiß, wie in der Regel der Blutdruck zu Hause ist und man das dem Arzt nicht mitteilen kann, dann wird man möglicherweise unnötiger Weise mit blutdrucksenken Medikamenten falsch behandelt.

Jedermann kann und sollte sich auch alle seine Labor- Untersuchungs- Daten vom Arzt geben lassen, damit wir selbst uns ein Bild machen können. Für einen informierten Patienten ist das eine Pflicht, denn letztlich entscheidet er, was mit ihm gemacht wird. Es ist sein Körper. Nur ein informierter Patient ist autonomer Patient.

Gerne hören wir zwar vom Arzt die Aussage: „Es ist alles in Ordnung!"

Damit sollten wir allerdings nicht zufrieden sein. Was kann das heißen, dass alles in Ordnung ist? Das kann auch heißen: es ist **noch** alles in Ordnung, der Fall ist **noch** nicht behandlungsdürftig, aber kommen Sie in einem Jahr wieder zu Überprüfung. Dann gucken wir, ob wir Tabletten wegen Bluthochdruck oder Diabetes verschreiben müssen.

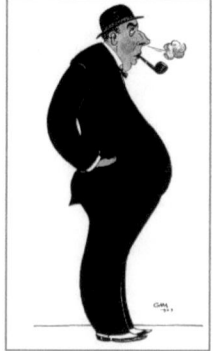

Natürlich erkennt ein Arzt Risikopatienten am Bauchfett und anderen Symptomen. Schließlich gehört Fettleibigkeit zum sogenannten „Tödlichen Quartett".

Aber er sollte mit den Patienten reden, diskutieren und überlegen, was der Patient selber tun könnte oder müsste.

Das sind in den Augen der Krankenkassen und Schulmedizin nachrangige Fragen des Lebensstils, die werden dem Arzt schlecht honoriert. Angesichts des vollen Wartezimmers hat er auch andere Sorgen.

Die Aussage „Es ist alles in Ordnung" ist im Hinblick auf Früherkennung, Gesundheitsvorsorge und Stärkung des Immunsystems „nicht in Ordnung".

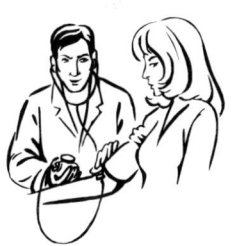

Gar nichts wäre bei mir in Ordnung, wenn der Arzt zu mir sagte: „Ihr Blutdruck ist für Ihr Alter mit 74 Jahren bei 130 zu 90 wunderbar". Das mag allgemein gesehen so sein. Aber für mich ist es das nicht, denn meine bisherigen Werte lagen immer um 115 zu 75. Ein Anstieg nun auf 130 zu 90 wäre für mich Anlass zu prüfen, warum das jetzt so ist, denn der untere Wert ist immerhin um zwanzig Prozent gestiegen.

Natürlich, viele Ärzte wären froh, wenn sie bei manchen Patienten diese Werte mit blutdrucksenkenden Medikamenten erreichen könnten.

Aber an diesem Beispiel möchte ich deutlich machen, wie wichtig es ist, seinen Status zu kennen, um mögliche Veränderungen feststellen und diese persönlich einordnen zu können.

Diese Hinweise auf den Status sind also im Hinblick auf den diagnostischen Blick deswegen wichtig, weil wir nur im Vergleich mit unserem bisherigen Status Verschlechterungen oder Verbesserungen frühzeitig erkennen zu können.

Beispiele

Ein Vortrag ist kein Fachbuch. Die folgenden zwei wesentlichen Beispiele sollen und können nur Anregung sein, den eigenen Körper immer wieder zu beobachten, um Veränderungen in die gute oder in die weniger gute Richtung frühzeitig feststellen zu können.

Die Zunge

Die Veränderungen der Zunge zu beobachten (ein altes Erfahrungsgut alter Völker), ist als besonderes Zeichen des Verdauungssystems angesehen worden. Auch heute ist die Zungendiagnostik nicht aus der Mode gekommen.

Die normale Zunge ist klein, gleichmäßig rosarot feuchtglänzend und ohne Belag. Die Zunge ist ein Frühindikator und zeigt uns zum Bespiel an, wie der augenblickliche Zustand unseres Blutes und unseres Verdauungsapparates ist.

Es ist wirklich interessant, sich auch im Tagesverlauf hin und wieder die Zunge anzusehen.

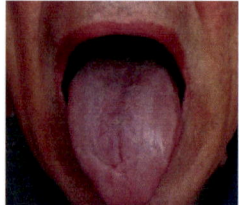

Abb.5

Nicht deswegen, um ängstlich und hypochondrisch frühzeitig eine Krankheit zu finden, sondern ein Gefühl dafür zu bekommen, wie die Zunge reagiert und welche Hinweise sie liefert und wie unser Organismus mit seiner Blut-Säfte Reinigung zurecht kommt.

Wenn die Zunge trocken oder nicht rein ist, sondern weiß, weiß- gelblich belegt, gequollen usw., dann hat unser Körper viel zu tun. Die Entgiftungsinstrumente leisten Schwerstarbeit. Vermutlich kommt Mundgeruch hinzu und es nutzt uns gar nichts, die Zunge zu reinigen.

Es hilft nur, dafür zu sorgen, dass

1. weniger Gifte dem Organismus zugeführt werden, weniger im Körper entstehen und
2. wir dem Organismus helfen, schneller, leichter „bekömmlich" Gifte auszuscheiden.

Mit „bekömmlich" meine ich physiologisch und zwar im Sinne der Erkenntnis, dass sanfte Reize heilen, starke Reize hemmen.

Eine belegte Zunge ist also keine Krankheit, sie zeigt den Vergiftungszustand an. Ein dicker weißer Belag im hinteren Teil der Zunge, man spricht von der Darmzone, kann allerdings auch einen Hinweis auf eine Infektion oder auf Fieber sein.

Kindern sollte man immer in den Hals gucken, die Zunge ansehen, den Rachenring, besonders dann, wenn sie blass, müde und quengelig wirken. Das sind höchste Signale zu handeln, damit wegen der überlasteten Ausscheidungsinstrumente nicht das wird, was wir handfest „Krankheit" nennen.

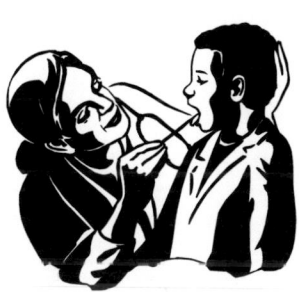

Nicht ohne Grund habe ich also die Zunge als erstes wichtiges Signal für unseren eigenen diagnostischen Blick gewählt. Sie ist ein sehr guter Frühindikator für den Zustand unseres Blut- und Säfte Zustandes.

Dieser wiederum hängt zum größten Teil von unserem „Verdauungs- und Verstoffwechselung- Apparat" ab, der im Mund beginnt, aber erst im Anus endet. Und zwar erst dann, wenn die Versorgung von Millionen unserer Körperzellen mit Brenn- und Nährstoffen erfolgt ist und die daraus resultierenden Abfallstoffe, man kann ruhig sagen „Schlacken", im Darm zurückgekommen sind.

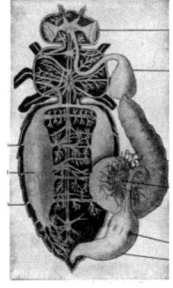

Mundgeruch

Mundgeruch, abgesehen der von dem Verzehr von Knobloch oder Zwiebeln herrührt, ist in der Regel ein wichtiger diagnostischer Hinweis, der mit besserer Mundpflege in den meisten Fällen nicht zu beheben ist.

Graue, blasse Hautfarbe, unangenehme Hautausdünstungen zusammen mit üblem Mundgeruch lassen in den meisten Fällen den Schluss zu, dass die Atemluft mehrere verschiedene Gifte enthält, die zum größten Teil im Darm entstehen. Es kann aber auch sein, wie es bei mir einmal der Fall war, dass von einer Krone, die entfernt wurde, sich übelster Geruch verbreitet hatte. Die Zahnarzthelferin musste das Fenster öffnen. Also: Auch immer an die Zähne denken!

Darm

Aus dieser Systemskizze ist zu ersehen, welche zentrale Rolle der Bauch spielt. Der Darm mit seiner Darmschleimhaut stellt praktisch die Barriere dar zwischen der Außenwelt und unserer eigenen Körperinnenwelt.

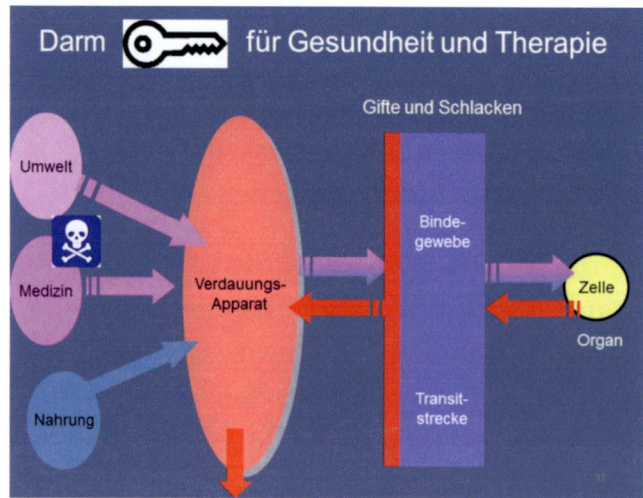

Abb. 6

Nun weiß zwar fast jeder inzwischen, dass der größte Teil unseres Immunsystems im Darm sitzt, aber das klingt eher theoretisch, als dass diese Aussage für unser persönliches Leben eine praktische Bedeutung zu haben scheint.

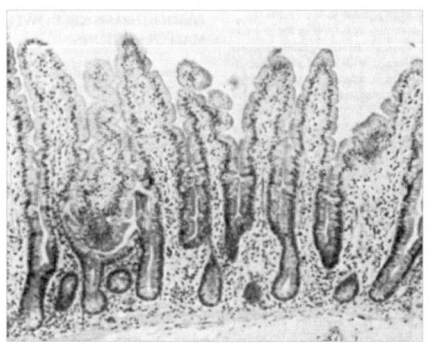 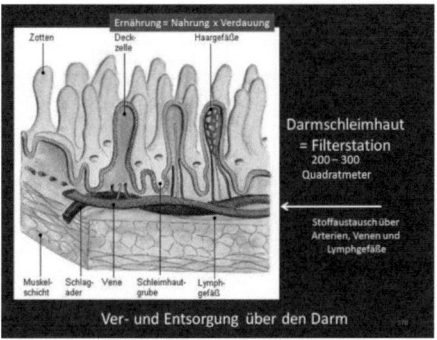

Abb. 7   Abb. 8

Ja, man könnte sagen: „Und was hilft mir das im täglichen Leben?"

Wenn wir uns aber die Darmschleimhaut als Filterschicht, als Trennschicht zwischen dem Darmkanal und unserem Körperinneren, mit Blutkreislauf und allen Organen und Geweben vorstellen, dann werden wir vielleicht doch hellhörig und auch besorgt sein.

Der Darmkanal ist einerseits Versorgungskanal. Er enthält also mehr oder weniger zerkleinerten Speisebrei, mehr oder weniger angedaut mit verschiedensten Verdauungssäften.

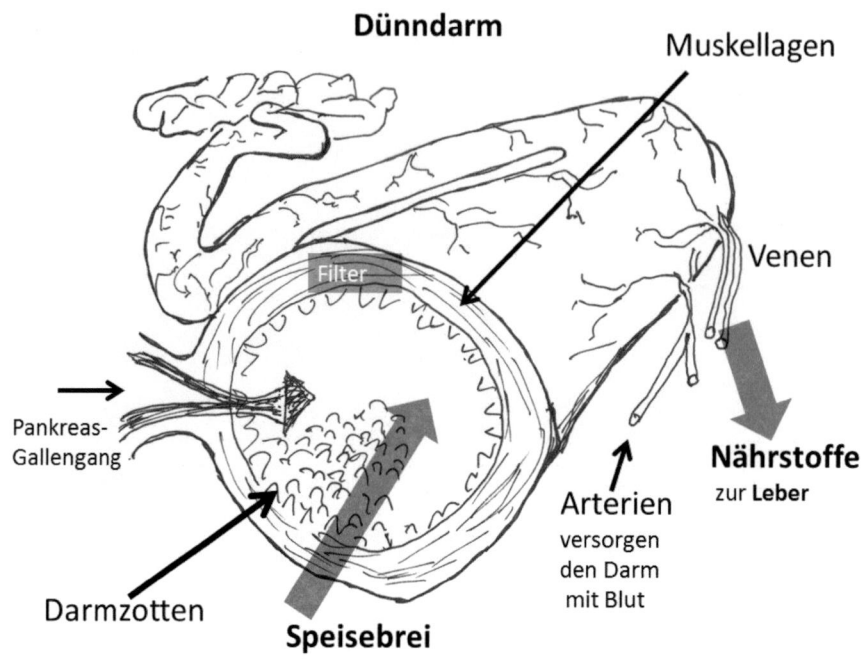

Abb. 9

Anderseits ist das Darmrohr eine Kloake - das heißt, es ist zugleich Entsorgungskanal. Um die Bedeutung der Darmschleimhaut allein als Filterschicht zu erkennen, brauchen wir nur daran zu denken, dass diese Filterschicht porös, löcherig, teilweise abgerieben und entzündet sein könnte. Das würde bedeuten, dass Klärschlamm, der vom Körperinneren in den Darm ausgeschieden wurde, nun wieder durch den löcherigen Darm in unseren Blutkreislauf zurückkommen kann.

Das stellt eine enorme Selbstvergiftung dar. Denn dieser bereits in den Darm ausgeschiedene Klärschlamm des Körpers, ist zum Teil sehr giftig. Er enthält auch unschädlich gemachte Viren- und Bakterienbestandteile, Schwermetalle, Medikamentenrückstände.

Diese Substanzen wurden vom Körper bereits mit körpereigenen Immunsubstanzen unschädlich gemacht und in den Darm geleitet. Sie enthalten also körpereigene Eiweiße, die jetzt durch die löcherige Darmschleimhaut ungefiltert wieder zurück in die innere Säftebahn gelangen und Alarm auslösen können.

Das Immunsystem wird aktiviert und bekämpft die ehemaligen körpereigenen Eiweiße als Fremdstoffe. Man kann das auch die Entstehung von Allergien nennen.

Wenn man sich jetzt fragt, wie man sein Immunsystem stärken und was man selbst tun kann, dann müssen wir uns zu allererst unbedingt den Darm ansehen.

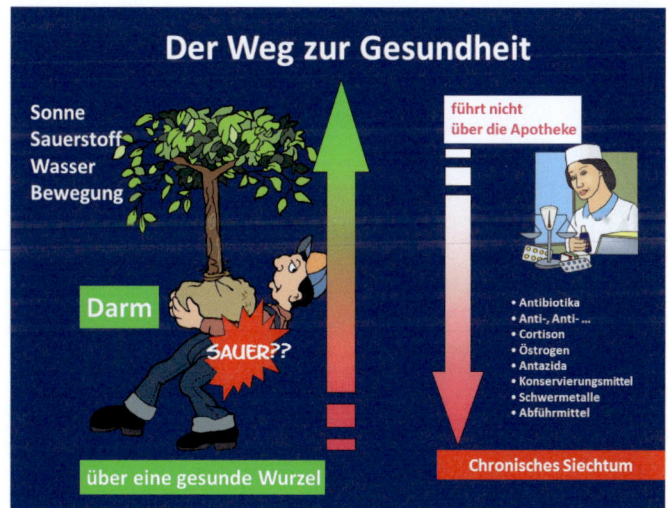

Abb. 10

Der Weg zu einem gesunden Immunsystem, zur Gesundheit, führt nicht über die Apotheke, sondern über eine gesunde Wurzel. Die Wurzel ist das gesamte Verdauungssystem, insbesondere der Darm. Denn dort sitzt zu einem großen Teil das Immunsystem, in der Fachliteratur werden bis zu 80 % genannt.

Eine gesunde Darmflora hat somit einen großen und guten Einfluss auf das Immunsystem, dagegen wird es durch Fäulnisbakterien gehemmt und beschädigt.

Der Sinn dieses Vortrages ist nun nicht, jemanden dazu zu bewegen- ohne Anlass- eine Untersuchung der Darmflora vornehmen zu lassen. Denn man kann davon ausgehen, dass die sich bereits bei den meisten Menschen in der westlichen Welt, aus verschiedenen Gründen, von einer günstigen zu einer ungünstigen Zusammensetzung verschoben hat.

Die Gründe liegen bei einer Ernährung mit einem viel zu großen Anteil an tierischem Eiweiß, schnell aufnehmbaren Kohlehydraten wie Zucker und Feinmehl, und einer durchgängig behandelten Bevölkerung mit Antibiotika, vom Kindesalter an.

Weitere Stoffe, die den Darmbakterien noch schaden, benennt Dr. Joachim Mutter ausführlich in seinem Buch „Lass Dich nicht vergiften".

Was schadet den Darmbakterien? – Auszug nach Dr. Joachim Mutter
Antibiotika und Konservierungsstoffe
Großer Anteile tierischen Eiweißes
Schnell resorbierbare Kohlehydrate, Zucker und Feinmehle
Fluor (in Zahnpflegprodukten und Trinkwasser)
Chloriertes Wasser
Süßstoffe wie Aspartam
Geschwefelte Nahrungsmittel
Antibakterielle Kosmetikprodukte
Rückstände von Pflanzenschutzmitteln, Chemikalien in Wasser und Nahrung
Hochfrequente elektromechanische Felder

Abb. 11

Wie können wir nun äußerlich erkennen, in welchem Zustand unser Darm sich im Augenblick befindet? Wie stellen wir positive oder negative Veränderungen fest?

Am Stuhlgang kann man schon viel erkennen, das ist klar. Er sollte einmal am Tag erfolgen, in der Regel geformt sein, auch zwei bis drei Entleerungen pro Tag sind normal.

Weniger Stuhlgang lässt schon auf Darmträgheit schließen. Darmträgheit führt zu veränderlichen Körperhaltungen, die sich im Laufe der Jahre als Not – oder er Kompensationsmaßnahmen darstellen.

Dr. F. X. Mayr hat aufgrund seiner Forschungen und Untersuchungen sechs Typen von fehlerhaften Haltungen herausgearbeitet.

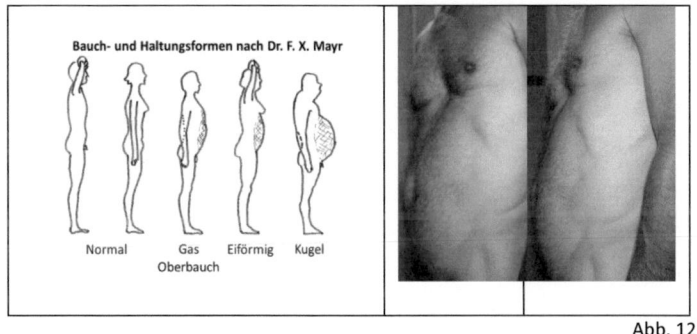

Abb. 12

Fehlhaltungen des Körpers sind seine Kompensationsmaßnahmen!

> Wenn wir unseren Bauch kritisch ansehen, dann kommt es nicht so sehr darauf an, dass wir einen „Bauch" haben. Es ist wichtiger zu beobachten, wie sich unser Bauch verändert hat oder verändert. Aus der Veränderung können wir Rückschlüsse ziehen. Auch werden wir bemerken, dass Bauch nicht gleich Bauch ist. Die Aufnahmen meines Bauches in Abstand von einigen Tagen zeigen im rechten Bild bereits eine Verringerung des Bauchraumes, eine Verringerung der Weitstellung des Brustkorbes. Die Alarmphase aufgrund der Entgiftungsmaßnahmen nähert sich dem Ende und die Regenerationsphase hat begonnen.

Neben Dr. Mayrs dargestellten Körperformen gibt es in Wirklichkeit auch Zwischen- bzw. Mischformen. Für alle Formen gilt (abgesehen von Schwangerschaft, Verletzungen oder Geschwülsten), dass sie unser Körper nicht aus Bösartigkeit gebildet hat, sondern dass er dazu kompensatorisch aufgrund seines Vergiftungs- und Erschlaffungszustandes gezwungen wurde.

Wenn der Organismus z.B. wegen eines stark gefüllten Magen-Darm-Traktes mehr Platz benötigt, dann verschafft er sich diesen durch Fehlhaltungen. Das können u.a. eine verstärkte Brustkorbwölbung, eine Hochstellung des Zwerchfells, eine Tieferstellung des Beckenbodens sein.

Um Verbesserungen oder Verschlechterungen messen- und das Ausmaß dieser fehlerhaften kompensatorischen Haltung feststellen zu können, hat Dr. F. X. Mayr ein Maßsystem erarbeitet.

Für den Umfang dieser fehlerhaften Kompensatorischen Haltung messen zu können, möchte ich zwei einfache Maße vorstellen:

- den Epigastrischen Winkel und
- das Flankenmaß

Damit haben wir schon zwei praktische Instrumente, um unsere persönliche Situation einschätzen und Veränderungen feststellen zu können:

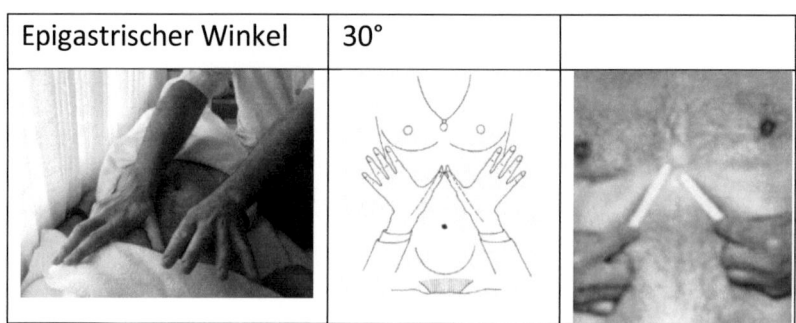

| Epigastrischer Winkel | 30° | |

Abb. 13

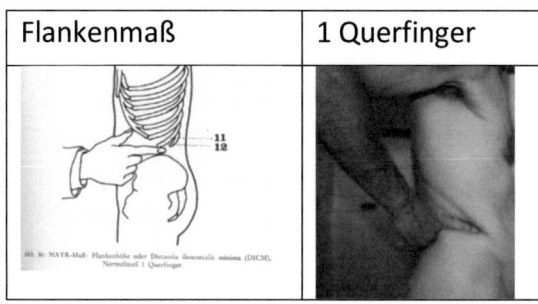

Abb. 14

Zur Inspektion unseres Körpers gehört auch unbedingt zu beobachten, wie wir atmen. Die Ruheatmung eines gesunden Menschen ist die Bauchatmung. Bei der Bauchatmung kann der Gasaustausch (Sauerstoff, Kohlendioxyd) in der Lunge optimal stattfinden.

Zusätzlich hat die Atmung auch die Aufgabe, das von der Atmung ausgelöste Heben und Senken des Zwerchfells zu veranlassen. Das Zwerchfell trennt den Brustraum vom Bauchraum. Durch das Heben und Senken des Zwerchfells entsteht eine wichtige Sog- und Pumpmassage der Gedärme. (Zwerchfellpumpe)

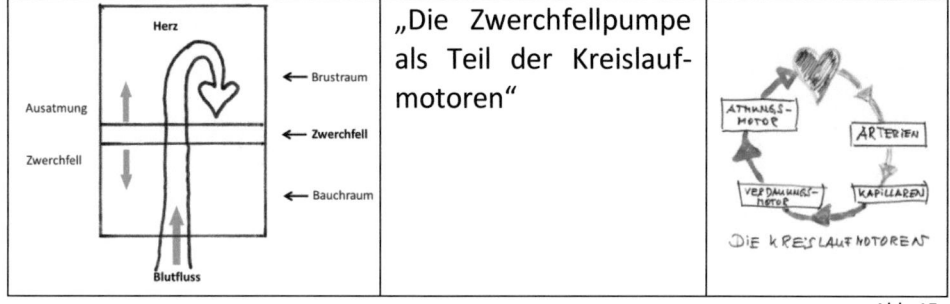

Abb. 15

Wenn wir dagegen in Ruhe keine solche Bauchatmung bei uns feststellen, oder diese nur eingeschränkt stattfindet, dann kann es sein, dass unser Organismus auf eine flache Brustkorbatmung umgestellt hat. Das tut unser Organismus dann, um erkrankte, geschwollene, entzündete Organe ruhig zu stellen, um sie vor einer zu starken Saug- und Pumpmassage durch das Zwerchfell zu schonen.

Das ist also eine kompensatorische Reaktion des Körpers, damit die Organe sich erholen können.

Wenn sich die Organe aber dann von alleine nicht erholen, vielleicht auch deswegen, weil wir die Situation nicht erkennen und darum nicht helfend einschreiten, dann bleibt dieser kompensatorische Zustand mit der Flachatmung mit folgenden zusätzlichen Folgen:

1. Die Lungen atmen bei Flachatmung nicht optimal, weil die Lungenflügel nicht tief be- und entlüftet werden
2. Die Unterstützung des Herzens durch den Herz und Blutkreislauf durch die fehlende Pump- und Saugmassage der Gedärme bleibt aus, da die nur bei Bauchatmung funktioniert
3. Die Entgiftungsleistung der Organe zusammen mit den Blutgefäßen und dem Lymphsystem im Bauchraum verringert sich durch die fehlende Pump- und Saugmassage erheblich

Nehmen wir diese Situation immer noch nicht ernst, weil ja noch nichts weh tut, und helfen wir unserem Organismus nicht, diese Schonhaltung aufheben zu können, dann versumpft unser Körper zunehmend und verliert damit verstärkt die Eigenregulierung und Entgiftungsfähigkeit.

Hinweise auf Folgeerkrankungen eines solchen Zustandes sind oft Krampfadern, schwere Beine, Wasseransammlungen. Hinzu kommen Unterleibsbeschwerden, verbunden mit Schmerzen in der Lendenwirbelsäule, weil der Rückfluss wegen der fehlenden Bauchatmung nicht ausreichend funktioniert.

Diese „Folgeerkrankungen" sind wiederum kompensatorische, zusätzliche Maßnahmen des Körpers.

Mit der Beobachtung einer Flachatmung haben wir einen sehr guten frühen diagnostischen Hinweis darauf, dass zurzeit unser Organismus angeschlagene, nicht leistungsfähige Organe auf Kosten der Bauchatmung schont.

Das müssen wir also ernst nehmen und selbst handeln. Chemische Medikamente verbessern nicht die Bauchatmung, sie belasten nur die Selbstheilungs- und Ausscheidungskräfte.

Wenn wir gar nichts tun, dann geht der Körper morgen auch noch nicht zugrunde. Offensichtlich weiß unser biologisches System, dass der Mensch zwar ein Vernunftwesen sein sollte, aber diese Vernunft nicht unbedingt einsetzt.

Unser System ist darauf ausgerichtet, Leben so lange wie irgend möglich aufrecht zu erhalten. Deswegen hat der Organismus verschiedene Instrumente, wie wir noch sehen werden, Gifte auszuscheiden. Wenn er Gifte nicht genügend ausscheiden oder sie nicht ausscheidungsfähig machen kann, dann schiebt unser Körper diese Gifte als Ablagerungen ins Bindegewebe, in Eiterbeulen, Zysten, Polypen, Wucherungen und Geschwülsten. Das ist die „Bad-Bank" des Körpers!

Haut

Die „Bad-Bank", also die nicht brauchbaren Ablagerungen, der fortwirkende mangelhafte Zustand aller im Körper zirkulierenden Säfte, wirkt sich von innen kommend auch auf unsere Haut aus. Das, was die Entgiftungsorgane im Inneren nicht mehr schaffen, übernimmt die Haut sozusagen als dritte Niere.

Die Haut ist also der Spiegel des Blutes, der Lymphe und der Spiegel der Körper-Säfte überhaupt. Eine alte Weisheit!

In Blutgefäßen kreisen etwa 5 Liter Blut, in den Lymphgefäßen 2 Liter Lymphe. Dazu kreisen, innerhalb von 24 Stunden ohne Gefäßsystem, etwa folgende insgesamt 9 l Säfte (Dr. Erich: Rauch Blut- und Säftereinigung). Im Einzelnen:

1,5	Liter/24 h	Speichel
2,5	Liter/24 h	Magensaft
0,7-1,5	Liter/24 h	Galle
0,7	Liter/24 h	Bauchspeichel
3,0	Liter/24 h	Darmdrüsensaft
ca. 9	Liter/24 h	**Gesamt**

Abb. 16

Die Haut ist gut geeignet für den diagnostischen Blick. In der Mayr-Diagnostik sind detailliert die einzelnen Stadien beschrieben: Vom Normalstadium angefangen, über das Erregungs- und Erschlaffungsstadium bis hin zum Degenerationsstadium..

Darauf will ich jetzt nicht detailliert eingehen. Wir wissen, dass die gesunde Haut rosig, samtartig, weich, glatt, glänzend und rein ist, ein wunderbarer traumhafter Idealzustand.

Abweichungen hiervon, in den verschiedensten Formen, sagen mehr aus über den Zustand unseres Blutes als jede Blutuntersuchung, die nur Aufschluss über einzelne Werte gibt.

Unreine Haut zeigt einen schlechten Zustand unserer inneren Säfte an. Dort müssen wir ansetzen, um zu heilen. Aber mit Salben werden atmende Poren jedoch nur zugeschmiert.

Die Gesichtsdiagnostik macht uns natürlich nicht besonders glücklich, aber sie motiviert uns vielleicht am ehesten, etwas mehr für eine Blut- und Säfte-Reinigung zu tun. Die beginnt, wie schon oft gesagt, im Darm.

Mit Zunge, Darm und Haut haben wir die wichtigsten Beispiele für eine umfassende Eigendiagnostik genannt, die mit den vorgeschlagenen therapeutischen Maßnahmen allemal besser ist, als irgendein Laborwert, der den Arzt dazu veranlasst, ein fettsenkendes Mittel zu geben. Cholesterinsenker (Statine) tun nichts, aber auch gar nichts für das Immunsystem, sie schaden eher, wie neueste Untersuchungen wohl zeigen.

Es ist daher unsere Entscheidung, unser Immunsystem selbst zu stärken. Wer sollte es sonst tun? Der Arzt tut es nicht, er kann es auch nicht, niemand kann es, nur man selbst kann es, indem man seinem Organismus die Gelegenheit gibt, es ihm möglich zu machen.

Der natürliche Verlauf einer Krankheit – Natürliche Heilkräfte

Unsere Erkrankungen sind in den meisten Fällen das „volle Fass" und die damit verbundene Schädigung unseres Regulationssystems, insbesondere des Immunsystems. Und das Immunsystem sitzt zu einem sehr großen Teil im Darm, wie schon erwähnt.

Sehen wir uns einmal das „volle Fass" an:

→ Was alles füllt das „menschliche Fass"?
→ Welche Instrumente besitzt der Organismus, es zu leeren?

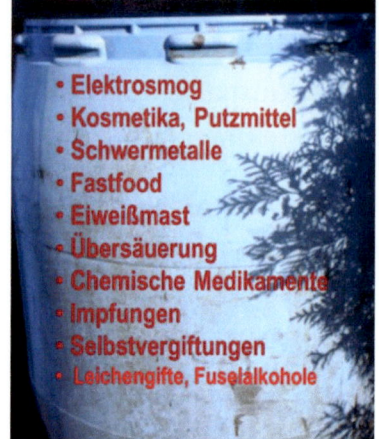

Abb. 17

Was belastet unseren Organismus, was füllt das „menschliche Fass"?

Gruppe Medikamente
Alle chemischen Arzneimittel
alle Impfungen
Nahrungsergänzungsmittel
Iatrogene Erkrankungen (=vom Arzt -, Zahnarzt verursachte Störungen und Schädigungen)
sogenannte Allopathika

Gruppe Umwelt
Elektrosmog
Kosmetika, Putzmittel, Umweltgifte
Schwermetalle, Pflanzengifte, Fremd-,Kunststoffe (1000 neue/Jahr)
Fastfood, billige Überflussernährung, Tiermast-Gifte (Antibiotika ..)
Ernährungsbedingte Eiweißmast
Übersäuerung
Raffinierte Kohlenhydrate, Zucker
Suchtmittel
Gruppe Iatrogene Erkrankungen (=vom Arzt -, Zahnarzt verursachte Störungen und Schädigungen)

Gruppe Selbstvergiftung
Darmgifte wie: Indole, Skatole, Fuselgifte
Indole und Skatole sind giftige Eiweißzersetzungsstoffe. Die Verwandtschaft von Tryptophan, Indol und Skatol ist an der gemeinsamen chemischen Ringstruktur zu erkennen. Da Tryptophan besonders häufig in tierischen Proteinen (also auch im Muskelfleisch) vorkommt, ist Skatol bei häufigem Fleischverzehr in entsprechend größerer Menge im Stuhl vorhanden. Der Kot von Fleischfressern riecht unangenehmer als der von reinen Pflanzenfressern. Fuselgifte entstehen aus Gärungen.

Ursachen für erhöhte Fäulnisprozesse im Darm (Darmsumpf)

Erhöhte Eiweißmengen:
    aus eiweißreicher Nahrung
    aus Eiweiß im Darm, entstehend aus Schleim, Eiter, Blut, zerstörten Zellbestandteilen bei entzündlichen Prozessen und Tumoren.

Verminderte Eiweißverdauung bei Magenresektion, Pankreasinsuffizienz, Achylie
Erhöhte Eiweißverweildauer im Darm z.B. bei Obstipation
Gestörte Darmflora

> **Gruppe Stress**
>
> Bei unnatürlichem Stress gewinnt der Sympathikus ein Übergewicht zu seinem natürlichen Gegenspieler, dem Parasympathikus. Das hat eine zusätzliche Entstehung von Giften im Darm zur Folge, weil der Nahrungsbrei nur unvollständig verstoffwechselt wird. Die Verdauung, die Zerlegung der Nahrung in lebenswichtige Brenn- und Vitalstoffe im weitesten Sinne, wird vom Parasympathikus gesteuert.

Abb. 18

Diese sicher nicht vollständigen Zusammenstellungen von Gift- und Schadstoffen, die von außen in den Körper gelangen, aber auch im Körper selbst entstehen, vermitteln bereits eine Vorstellung, wie stark unsere Körper belastet werden.

Welche Instrumente besitzt der Körper, das Fass von Giftstoffen zu leeren, zu befreien?

Vor vielen dieser genannten Gifte, künstlichen Substanzen, Schwermetallen usw. wird täglich gewarnt, Grenzwerte werden diskutiert, ihre gesetzlichen Festlegungen erfolgen im Spannungsfeld zwischen „gesundheitsschädlich und Industrie-Freundlichkeit".

Der einzelne Bürger wird sich fragen, was er als kleines Rädchen in der riesigen globalen Industriewelt selbst tun kann, wenn schon unsere Regierungen im weltweiten Gefüge nahezu einfluss- und wirkungslos sind.

Gibt es überhaupt einen Kompromiss zwischen „weniger gesundheitsschädlich" und einer Förderung für industrielle Arbeitsplätze?

Gibt es in diesem Spannungsfeld für den einzelnen Bürger überhaupt eine Möglichkeit zu vermeiden, dass er krank, gar chronisch krank wird?

Ja, es gibt eine Möglichkeit! Wenn wir nicht „von krank werden" sprechen, sondern darüber, wie unsere körpereigenen biologischen Regulations- und Immunsysteme mit diesen Giften und Belastungen fertig werden.

Um das zu verstehen, ist die Definition oder das Erklärungsmodell über „Krankheiten" von Prof. Dr. Heinrich Reckeweg sehr hilfreich.

Reckeweg spricht nicht von „krank werden", sondern von körpereigenen Reaktionen auf Gifte, die in den Körper gelangen oder im Körper entstehen.

Das ist doch genau unser Problem: Gifte von außen möglichst nicht in den Körper eindringen zu lassen, die Entstehung von Giften im Körper zu vermeiden und Gifte auszuscheiden.

Die Art und Weise, wie der Körper auf Gifte reagiert, ist nach Reckeweg keine Krankheit, sondern das sind Anpassungsprobleme, Gift- Ausscheidungsprozesse, die allerdings sehr heftig und schmerzhaft ausfallen können.

Das ist nachvollziehbar, das sind auch Erfahrungen der Naturheilkunde.
Prof. Dr. Heinrich Reckeweg[3] hat im vergangen Jahrhundert mit seiner Homotoxinlehre, (Homotoxin = Menschengift) seinem Krankheitsbegriff und seiner Definition eines „Biologischen Schnittes" die Denkweise der Biologischen Medizin bis heute maßgeblich geprägt.

Nach seinen wissenschaftlichen Arbeiten ist Krankheit also ein zweckmäßiger Vorgang, Gifte loszuwerden, wie in der folgenden Abbildung detailliert beschrieben wird:

Krankheit ein zweckmäßiger biologischer Vorgang...	....um **Gifte** ⟶ abzuwehren ⟶ zu neutralisieren ⟶ auszuscheiden oder ⟶ zu kompensieren

Abb. 19

Was bedeutet das? Im allgemeinen und im schulmedizinischen Verständnis sind Krankheiten etwas Schlimmes, was unbedingt bekämpft werden muss. Deswegen stehen der Schulmedizin in der sogenannten „Rote Liste" unzählige chemische Arzneimittel zur Verfügung, die **gegen** (Anti) eine Krankheit eingesetzt werden. Diese Medikamente sind daher entsprechend ihrer Wirkung in sogenannten „Anti- Gruppen" zusammengefasst. Zum Beispiel:

Anti - Tussiva	gegen Husten
Anti - Phlogistika	gegen Entzündung
Anti - Biotika	gegen Fieber
Anti - Rheumatika	gegen Rheuma (Ablagerungen)

Abb. 20

Nach Prof. Dr. H. Reckeweg sind dagegen z.B. Husten, Entzündungen, Infektionen und Ablagerungen keine Krankheiten, die man bekämpfen muss. Es sind körpereigene, z.T. sehr unangenehme, Instrumente, Gifte im Körper loszuwerden. Zu diesen Instrumenten zählen auch z.B. alle Ausscheidungen, Ausfluss, Hustenschleim, Eiter, Fieber, Polypen, oder Gallen- und Nierensteine.

Diese Instrumente sollte man grundsätzlich unterstützen und nicht hemmen, damit der Körper sich selbst heilen kann. Reckeweg hat diese Instrumente, „Krankheiten", in einer Tabelle zusammengestellt und eingeteilt in zwei Gruppen:

➢ Krankheiten der Humoralen Phase und

➢ Krankheiten der Zellularen Phase.

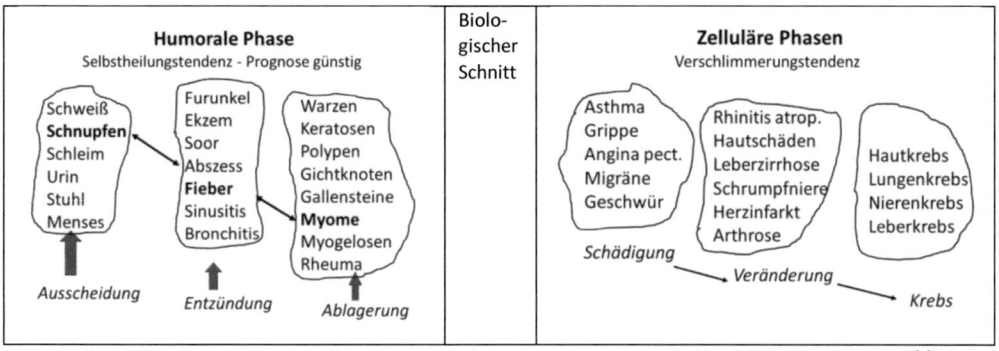

Abb. 21

Diese beiden Phasen trennte er durch einen sogenannten **biologischen Schnitt**. Die Krankheiten der humoralen Phase haben eine gute Selbstheilungstendenz, weil Ausscheidungen, Fieber usw. gute körpereigene Instrumente sind, Gifte zu beseitigen.

Durch die oben genannten Anti- Mittel werden jedoch die körpereigenen Instrumente bekämpft, unterdrückt, so dass Gifte im Körper bleiben, die sonst durch Eiter und Fieber den Körper verlassen könnten.

Bis zur Grenze des biologischen Schnittes, siehe Ampel in der Abbildung, kann sich der Körper in der Regel mit seinen Instrumenten selbst helfen:
- Ausscheidung
- Entzündung
- Fieber
- Ablagerung

Diese Instrumente bezeichnen wir fälschlicher Weise als Krankheiten, weil sie unangenehm sind, weh tun können, unter Umständen auch gefährlich werden können, wenn es zu überschießenden Reaktionen kommt. Diese Instrumente werden als Krankheiten bekämpft, statt sie zu unterstützen.

Mit Antibiotika, fiebersenkenden Arzneien und Schmerzmitteln werden diese Selbstheilungs-Instrumente gehemmt und unterdrückt. Damit hindern wir den Organismus Gifte zu bekämpfen, zu neutralisieren und auszuscheiden:

Wir verhindern also eine natürliche Ausscheidung von Giften und damit eine natürliche Heilung!

Die Naturheilkunde hat zahlreiche, wirksam ausleitende Therapieverfahren, um dem Körper dabei zu helfen, Gifte auszuscheiden. Denn, ich betone es immer wieder, letztlich heilt nur der Körper selbst.

Im Bereich rechts vom biologischen Schnitt (rechts von der Ampel) sind in der Tabelle die „Krankheiten" einzuordnen, die sich nach Reckeweg in sogenannten „zellulären Phasen" befinden. Das sind in der Regel chronische Krankheiten.

Diese Krankheiten haben keine großen Selbstheilungstendenzen mehr, weil hier bereits kaum reparierbare Schäden eingetreten sind. Aber selbst in diesem Bereich rechts der Ampel, des biologischen Schnittes, der den Übergang von den akuten zu den chronischen Krankheiten darstellt, sind biologische Therapiekonzepte wichtig, oft sinnvoller als „chemische Medizinkeulen", sie sind zumindest als Ergänzung dringend zu empfehlen.

Damit wird allerdings am normalen Grundverständnis von Gesundheit und Krankheit gerüttelt. Daraus ergeben sich teilweise diametral entgegengesetzte Therapiekonzepte zwischen der Schulmedizin und der Biologischen Medizin. Das ist jedoch ein anderes Thema, aber **das** Thema der Zukunft, wie ich meine.

Nur so viel: Wir brauchen beide Medizinen, wir können die eine nicht gegen die andere ausspielen! Die entscheidende Frage ist, wann setze ich welche Medizin ein?

Vor allem nicht schaden - Die Gruselliste

In Anlehnung an die hippokratische Tradition, hat für mich bei dem Thema „Wie stärke ich meine Immunsystem?", der Ansatz aus dieser Tradition „Vor allem nicht schaden!" absolut Vorrang vor allen anderen Maßnahmen und Arzneien.

Dies ergibt sich auch einleuchtend aus den zuvor erwähnten zahlreichen Giften in den Tabellen.

Die größten Erfolge in meinen Beratungen habe ich dann auch immer erreicht, wenn ich Patienten zunächst überzeugen konnte, die „Gruselliste" 14 Tage lang absolut einzuhalten.

Der zweite Schritt war, eine Esskultur in Anlehnung an die Mayr- Therapie mit ganz einfachen, eindeutig definierten Lebensmitteln zu trainieren, zusammen mit einfachen Entgiftungsmaßnahmen.

Aus meinen eigenen Erfahrungen, von über 25 Mayr- Kuren, habe ich diese abgemilderte Form, das von mir sogenannte „Vor-Mayrn" für den Hausgebrauch entwickelt. Klassische Mayr Darmentgiftungs-und Sanierungstherapien leiten ein sehr starkes Entgiften ein und können deswegen zu starken Kurreaktionen führen, die einer ständigen Begleitung bedürfen.

Die Beachtung der Gruselliste, sie ist 14 Tage lang streng einzuhalten, ist unverzichtbar und eine unbedingte Vorbedingung für weitere Entgiftungsmaßnahmen. Sonst wird es kaum überzeugende Erfolge geben.

Im Gegenteil, diesen Hinweis sollte man ernst nehmen: Wenn man es probieren möchte, dann sollte man es vollständig und richtig machen. Ein bisschen die Gifte im Körper mit halbherzigen Maßnahmen umzurühren, so dass sie aufwirbeln aber nicht ausgeleitet werden, das belastet unser Immunsystem, statt es zu stärken.

Bei richtiger Anwendung wird man sich vermutlich schon nach 14 Tagen besser fühlen und sich ermutigt sehen weiter zu machen, denn ein altes verstaubtes Haus saniert man auch nicht in 14 Tagen.

In den meisten Beratungsfällen fühlten sich die Patienten eindeutig besser, so dass diese Methode in Eigenregie weiterverfolgt wurde. Das Ergebnis war teilweise verblüffend, weil vielfach auf Schmerz-, Bluthochdruck - und Entwässerungsmittel u. a. ganz verzichtet werden konnte (siehe „Bluthochdruck – Therapie ohne Nebenwirkungen).

Die Gruselliste

1. kein Alkohol
2. kein Rauchen
3. kein Kuchen, kein Zucker, keine Weißmehle
4. kein Brot
5. kein Kuhmilcheiweiß, kein Soja
6. keine Eier
7. kein Fleisch, keine Wurstwaren
8. keine Säfte, keine Cola
9. kein Wasser mit Kohlensäure
10. kein Leitungswasser, (empfohlen Fachinger, Volvic, Umkehr Osmose gereinigtes Wasser)
11. kein Kaffee, kein schwarzer Tee
12. keine Margarine
13. kein Pfeffer, Senf, Zucker, keine Gewürze
14. nichts Gebratenes, Gekochtes, Eingemachtes
15. keine Fertignahrung, kein Fastfood

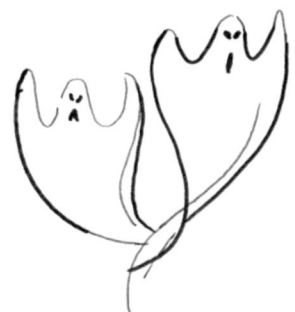

Das sind so in etwa die wichtigsten „**Verbote**" für 2-3 Monate.

Der Verzicht auf diese Dinge, insbesondere Brot und Fertignahrungen jeglicher Art, garantiert, dass wir keine Industriekost zu uns nehmen, die mit vielen wie auch immer industriell gefertigten chemischen Stoffen gegen Fäulnis, Schimmel und unzähligen Aromastoffen versehen ist. (Hans Ullrich Grimm „Die Suppe lügt").

Mit diesen Stoffen werden Lebensmittel zu einer Industriekost, die ich nur als Pampe bezeichnen kann. Mit den Stoffen werden Mensch und Tier global süchtig und zu Dauerkunden gemacht.

Nur wenn wir die Gruselliste streng einhalten, können wir sicherstellen, dass unser Organismus nicht vergiftet wird und dass er sich selbst wieder reinigen kann.

Die Liste erscheint nur zunächst gruselig. Zusammen mit dem erwähnten „Vor-Mayrn", worauf ich gleich eingehe, wird bald das, was als grausamer Verzicht erscheint, sich in Wohlgefühl umwandeln.

Das, was vorher so gut geschmeckt hatte, fühlt sich später nur noch als Kaumasse mit Geschmacksverstärkern an. Vor der Umstellung brauchte man Unmengen von Ketchup, Salz, scharfen Gewürzen, nach der Umstellung verlangen unsere Geschmacksnerven frisches Gemüse und Obst.

Wir merken mit Sicherheit den Unterschied von Produkten aus echtem biologischen Anbau und denen aus der konservativen Landwirtschaft. Industrielle Nahrung, erhitzte Nahrung, ausgekochtes Essen, ausgekochtes Gemüse, gebratene Schweineschnitzel erscheinen uns ungenießbar, Kuchen und Eis sind uns auf einmal viel zu süß.

Wir werden uns fragen, oder haben es uns schon oft gefragt, wie eine solche Geschmacksverirrung nur möglich war. Wie konnte unser Geschmack, als wichtiges Warnsystem unseres Körpers, derart überlistet werden. Zu einem großen Teil liegt es in der Tat an der Industriekost. Dr. Mutter beschreibt in seinem Buch „Grün essen", was beim Erhitzen der Nahrung alles passiert. Dass Vitamine, Enzyme usw. zerstört werden, sollte bereits allgemeines Wissen sein.

Aus schwer spaltbaren Kohlehydraten, zum Beispiel aus Brot, aber auch aus der Mohrrübe, entstehen schnell resorbierbare Zuckerarten, die sofort die Bauchspeicheldrüse veranlassen, vermehrt Insulin zu produzieren. „Der Herd - eine Chemiefabrik", so Dr. Mutter, bringt hunderte neue chemische Verbindungen hervor, die süchtig machen. Ernährungsexperten sprechen von „Brot-Nudel, Pizza- oder Milch- und Käsesucht".

Aus diesen Gründen betone ich (zu meiner Gruselliste), dass nur eine strenge Einhaltung zusammen mit dem erwähnten „Vor-Mayrn", einen kaum zu glaubenden Therapieerfolg möglich macht. Dies ist in meinem Büchlein „ Bluthochdruck- Therapie ohne Nebenwirkungen" auch bereits beschrieben.

Auf das „Vormayrn" gehe ich gleich noch detaillierter ein. Wenn diese strenge einfache Methode bei so schweren Krankheiten wie Bluthochdruck Erfolge erzielt, dann ist sie allemal die richtige Methode, unser Immunsystem auf Vordermann zu bringen.

Mehr entgiften als vergiften-
Die körpereigenen Entgiftungs- und Immun- Instrumente trainieren

Mit der Beachtung und Einhaltung der Gruselliste machen wir bereits einen großen Schritt nach vorn, um die notwendige Bedingung „mehr entgiften als vergiften" für ein gesundes Leben zu erfüllen.

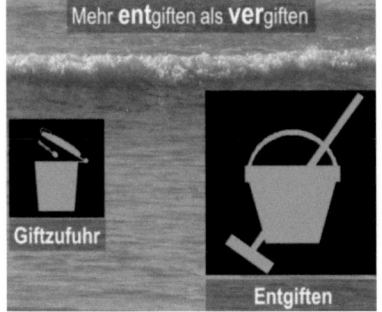
Abb. 22

Das Prinzip „mehr entgiften statt vergiften" muss umfassend erfüllt werden, wenn wir unser Immunsystem stärken, und überhaupt wenn wir einen frühen Weg ins chronische Siechtum möglichst vermeiden wollen.

Wenn auf Dauer die Giftzufuhr größer ist als die körpereigene Entgiftungsmöglichkeit, dann löst irgendwann der „letzte Tropfen" Alarm aus und bringt das Fass zum Überlaufen.

Ein letzter Tropfen kann plötzlich vielfältige Krankheiten auslösen. Bei diesem Bild ist schnell einzusehen, dass der letzte Tropfen nicht der einzige und eigentliche „böse" Verursacher einer bestimmten Krankheit sein muss oder ist, sondern er ist vermutlich eher nur der Auslöser, der eben das Fass zum Überlaufen gebracht hat.

Aufgrund einer diffusen, allgemeinen Versumpfung und Vergiftung unseres Organismus´ können alle möglichen Krankheiten entstehen, je nach individueller Disposition, vererbter Schwächen und Stärken des Immunsystems.

Wenn wir jung sind, dann merken wir nicht, dass wir unser Fass „vollmüllen", wir haben kaum Symptome. Ein junger Organismus kann besser kompensieren als ein alter. Die ersten Anzeichen sind Befindlichkeitsstörungen, Müdigkeit am Tage, Konzentrations- und Leistungsschwäche, Nervosität, Gereiztheit, Kopfschmerzen, Schlafstörungen. Ein Hexenschuss ist ein weiterer Warnschuss, der oft missachtet oder missdeutet wird: „Ich habe Zug bekommen, ich habe etwas Falsches gegessen."

Eines Tages kompensiert unser Körper nicht mehr die Belastungen und plötzlich ist eine Amalgamfüllung, die Jahre lang keine Probleme bereitet hatte, zum Störfeld geworden. Oder es ist eine Operationsnarbe. Chemische Arzneimittel, Schlafmittel, ständig eingenommen, vor allem auch wertlose billige Nahrung belasten das Immunsystem. **Unsere körpereigenen, biologischen Regelkreise** werden geschädigt. Genauso wie Autos und Maschinen, die mit schlechtem Öl und Brennstoffen betrieben werden, eines Tages still stehen.

So entstehen über den Faktor Zeit Krankheiten, die wir Zivilisationskrankheiten nennen, Krankheiten, die auf Dauer chronisch geworden sind.

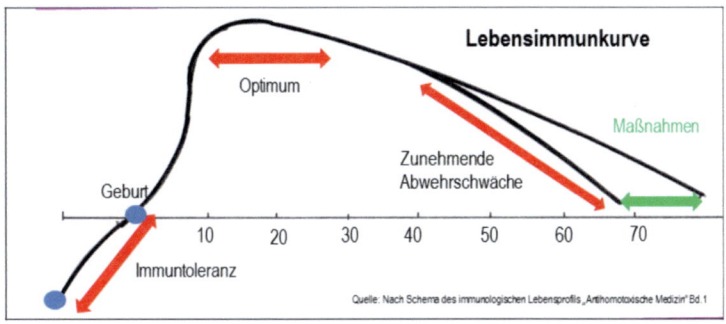

Abb. 23

Das Forderungsprinzip „mehr entgiften als vergiften" ist umso einsichtiger, verfolgt man aus dieser Lebensimmunkurve die abnehmende Abwehrschwäche bei zunehmendem Lebensalter.

Wie kann man nun, abgesehen von der bereits erwähnten Gruselliste, mehr ent- als vergiften?

Man denkt zuerst an das Fasten, das Heilfasten. Ich wies vorhin schon auf das „Vor-Mayrn" hin und darauf, dass die Naturheilkunde im Gegensatz zur Schulmedizin zahlreiche Ausleitungsverfahren zur Entgiftung anwendet.

Heilfasten

Die reinigende und erneuernde Kraft des Fastens war schon den Ärzten des Altertums bekannt. Sie verordneten bereits das Fasten. Fasten ist nicht mit Hungern zu vergleichen oder zu verwechseln. Es gibt verschiedene Formen des Heilfastens, z.B.:

- Buchinger, Gemüsebrühe und Säfte
- Schon- Säuberungs-Kur nach F. X. Mayr

- Milde Ableitung nach Dr. Erich Rauch (ehemaliger Mayr-Schüler)
- Saftfasten
- Molkefasten
- Früchtefasten
- Teefasten

Für einen Anspruch, das Immunsystem zu stärken, reicht eine einwöchige Durchführung eine dieser Kuren nicht aus. Unabhängig davon möchte ich keine Bewertung über die Wirksamkeit der einzelnen Verfahren abgeben.

Wir müssen in Betracht ziehen, dass heute die Verdauungssysteme der Menschen durch Feinkost und Fastfood zivilisatorisch derart geschädigt sind, dass nicht jeder eine einwöchige „Rosskur" gut verträgt.

In einer Woche oder in zwei Wochen ist es dem Organismus nämlich nicht möglich, die Entgiftungs- und Regenerationsphasen in Ruhe zu durchlaufen, die beim Fasten in Gang gesetzt werden.

Es besteht bei diesen Kurzkuren, mit einer anschließenden Fortsetzung des bisherigen Lebens die Gefahr, dass in dieser kurzen Zeit die Selbstheilungskräfte und Ausscheidungsorgane nur ungenügend aktiviert werden.

Durch ein einwöchiges Fasten werden Gifte und Schlacken im Darm zwar aufgewirbelt, aber noch nicht in dem erforderlichen Maße ausgeschieden. Die Kur ist schon beendet, aber eine beschädigte, löcherige, entzündete Darmschleimhaut hat gerade erst begonnen, alte Schleimhäute abzustoßen und neue zu bilden. Die Darmschleimhaut ist also noch nicht regeneriert und ihre Filterfunktion ist noch nicht wieder voll hergestellt. Deswegen können verstärkt Rückvergiftungen aus dem Darm ins Blut stattfinden.

Für solche Kurzkuren muss man schon sehr gesund sein oder sie müssten fachkundig begleitet werden. Krebskranke Menschen sollten auf keinen Fall auf diese Weise fasten.

Selbsthilfe - Methode

Die Selbsthilfe-Methode, die ich entwickelt, ausprobiert und Patienten empfohlen habe, hat gegenüber dem Fasten den Vorteil, dass das Entgiften und Regenerieren sanft eingeleitet wird, sanft verläuft und nachhaltiger wirkt.

Diese Methode vermeidet mögliche heftige Kurreaktionen und wirkt nachhaltiger deswegen, weil sie zum Teil gravierend den Lebens-und Ernährungsstil auf Dauer ändern wird. Die Methode wird dies vom Patienten erfolgreich einfordern, weil sich sonst alle Beschwerden, Unpässlichkeiten und schlechten Laborwerte alsbald wieder einstellen.

Bei meinen Vorträgen über die Mayr Kur habe ich ein großes Interesse bemerkt, das jedoch bei den genannten Kosten sofort zurückging, die eine 2 – oder 3 wöchige Durchführung in einem Sanatorium unter der Anleitung eines ausgebildeten Mayr-Arztes verursachen. Daraufhin habe ich diese vereinfachte Selbsthilfe-Methode entwickelt.

Meine alltagstaugliche Selbsthilfe-Methode beruht auf den drei Heilprinzipien der Dr. F. Mayr Therapie und der Milden Ableitung nach Dr. Erich Rauch:

- schonen
- säubern
- schulen

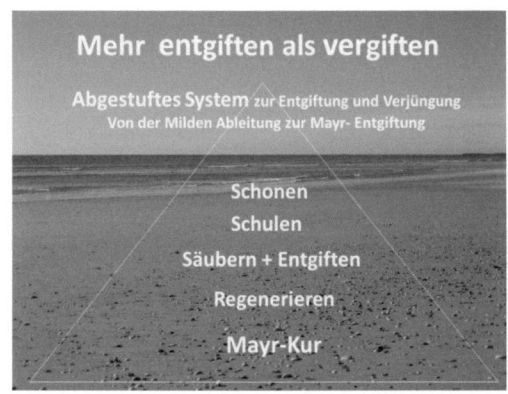

Abb. 24

Mit **Schonung** ist vorwiegend die Schonung des Verdauungsapparates gemeint. Ganz wichtig ist dabei auch das Wissen darüber, dass die Tätigkeit der Verdauungsorgane durch den Parasympathikus (auch Ruhe-Nerv genannt) angeregt und durch den Sympathikus gehemmt wird.

Der Sympathikus aktiviert unsere körperliche Leistung, damit wir dem Stress gewachsen sind. Bei Stress, Angriffs- oder Fluchtverhalten benötigen wir alle Kraft und Energien. Deswegen schaltet der Sympathikus die Verdauungskräfte ab.

Die wichtige Schlussfolgerung und oberste Regel daraus ist, nur in Ruhe zu essen und erst dann, wenn der Sympathikus sich „beruhigt" hat und sein Gegenspieler, der Parasympathikus aktiviert worden ist.

Abb. 24

Im Einzelnen halte ich folgendes in meiner „Selbsthilfe-Methode" für unverzichtbar:

Selbsthilfe - Methode

Abb. 25

Schonen	Bemerkung
• Einhaltung der Grusel- Liste	Siehe Seiten 43-45
Leberwickel vor dem Essen	Wärmeflasche mit kleinem feuchten Tuch / Handtuch auf dem rechten Rippenbogen.
• Jeden Bissen 50-mal kauen und ein-	Bessere Aufschließung der Nah-

speicheln	rung. Dadurch Vorverdauung und Vermeidung von zu vielem Essen.
• Kein Trinken zum Essen	Getränke verdünnen den Magensaft
• In Ruhe essen, ohne Fernsehen, Zeitung und anregende Gespräche	Tätigkeiten beim Essen hemmen den Parasympathikus.
• Nur dreimal am Tag essen, abends vor 18 Uhr	Keine Zwischenmahlzeiten.
• 2 l Quellwasser ohne Kohlensäure, aber nicht zum Essen	Volvic, Fachinger, umkehrosmosegereinigtes Wasser.
• Morgens: Knäckebrot Amaranth mit Butter, etwas Frischkäse	Amaranth ist Gluten frei (Klebeeiweiß).
• Mittags: Gedünstetes Gemüse	
• Morgens und abends Amaranth-Knäckebrot mit etwas Butter und etwas! Schafs-oder Ziegenkäse	Abends nicht später als 18:00 Uhr.

Säubern I	Bemerkung
• Einhaltung von drei Mahlzeiten • 50-mal kauen, jeden Bissen • keine Zwischenmahlzeiten	Es wird vermieden, dass überschüssige Kost zu lange im Darm bleibt, gärt und dass Selbstvergiftungen im Darm entstehen.
• 1-2-mal in der Woche nach dem Aufstehen morgens 1/4 Glas warmes Wasser mit 1 Teelöffel Bittersalz	In der Mayr - Kur wird jeden Tag morgens Bittersalz getrunken. Dies führt zu einer starken Entgiftung, die nur unter Aufsicht sinnvoll ist. Im Selbsthilfe- Programm erreichen wir die gleiche Reinigung durch eine sanfte, längere zeitliche Anwendung.
• 1 Glas warmes Wasser jeden Morgen nach dem Aufstehen	Das Glas Wasser sollte man zusätzlich anschließend nach dem Bittersalz zu sich nehmen.

• 1 Glas 0,1 l, roh gepresster Saft aus einer Bio- Kartoffel und einer Bio-Möhre. Kartoffel und Möhre wirken basisch. Sie puffern Säuren ab.	
• Mit Madaus Indikatorpapier den pH- Wert des Urins messen (Morgens nach dem Aufstehen und am Nachmittag 16-17 Uhr)	Der pH- Wert sollte morgens über 6 liegen und am Tage auch mal über 7 (basisch) sein. Werden diese Werte nicht erreicht oder überschritten, dann sollte man den Kartoffel- Möhren-Saft 3-mal am Tag trinken.
• Einlauf (Klistier) 1- 2 mal in der Woche	
• In Ruhe essen, ohne Fernsehen, Zeitung und anregende Gespräche	Dies sollte man unbedingt einhalten. Notfalls kann man vor- oder nachessen. Dies ist wichtig, weil auch im Gesprächsstress, die Nahrung nur unvollständig verdaut, weil dabei der Sympathikus aktiviert wird.
• Nur dreimal am Tag essen Abends vor 18 Uhr	Wer abends spät und viel isst, belastet den Leberstoffwechsel. Die Nahrung verweilt gärend zu lange im Darm.
• 2 l Quellwasser ohne Kohlensäure	Das Wasser sollte nicht zu kalt sein, besser ist warmes oder heißes Wasser zu nehmen. Kein Mineralwasser, denn es kann nicht so viel Schlacken ausschwemmen.
• Alle 2 Tage 1x 1 Teelöffel Heilerde mit viel Wasser vor dem Essen	Das entgiftet den Verdauungsapparat.

Säubern II	Bemerkung
Blutreinigende physikalische Maßnahmen:	Zur Belebung der Herz-Kreislauf- und Hautfunktionen. Die Haut ist die dritte Niere.
• Trockenbürsten vor dem Duschen • Wechselduschen • Trockenrubbeln	
• Ansteigende Fußbäder von 37°-42° C • 1-bis 2-mal in der Woche (bei ausgeprägten Krampfadern sich ärztlich beraten lassen)	
• Ansteigendes Bürstenhalbbad - Wenn man fröstelig ist	Ab 37° C aufwärts, zuvor einen Einlauf (Klistier)- siehe oben.
• Rumpfreibebad - Wenn man warm genug ist	28°C - 20°C. Nur der Unterleib wird mit rauem Lappen oder Bürste gerieben, zuvor einen Einlauf (Klistier).
• Basenbad, 1-mal in zwei Wochen	Vollbad mit Basenmineralien regt das Schwitzen, die Entgiftung und Entsäuerung an.

noch Säubern II	Bemerkung
• Infrarot Sauna 1-mal die Woche	Mit einer Infrarotsauna führen wir schon eine kleine Fiebertherapie durch. Man kann damit eine Körpertemperatur von knapp über 38 ° erreichen. Sie wirkt stark entgiftend, stärkt das Immunsystem mehr als eine klassische Sauna. Bei Infrarotsaunen besteht der Schweiß zu 80% (97%) aus Wasser und zu 20 % (3%) aus Fett und Salzen. (Im Vergleich die Zahlen einer klassischen Sauna in Klammern).

Säubern III	Bemerkung
Aktivierung der Bauchatmung: • **Bauchmassage** Auch ein Laie kann bei sich selbst, oder beim Partner, mit einer im Uhrzeigersinn kreisenden **sanften** „Saug- und Pumpmassage" im Atem-Rhythmus (Heben und Senken des Bauches) im Sinne einer Lymphdrainage die Bauchatmung sehr fördern. Es muss unbedingt sanft erfolgen, Massage ist insoweit ein falscher Ausdruck. Eine starke Massage ruft eine Abwehrspannung des Bauches hervor. Eltern von Kleinkindern wissen, wie sie Kleinkindern den Bauch reiben. So muss man sich das bei der Bauchmassage vorstellen und dies dann im Rhythmus der Bauchatmung machen.	Die Bauchbehandlung nach Dr. Mayr schließt bei den Mayr-Ärzten insbesondere die Untersuchung des Bauchraumes ein, um auch den Kurverlauf und Fortschritt der Entgiftung zu beurteilen. Dies und die Bauchmassage stellen eine ärztliche Kunst dar, die auch bei jedem Mayr-Arzt unterschiedlich ausfällt.
• Ein 20-minütiger Spaziergang mit bewusster Bauchatmung 2-mal am Tag: 7 Schritte ausatmen, 5 Schritte einatmen, mit kontrollierender begleitender Hand auf dem Bauch.	Ein Gang reinigt insbesondere das Blut durch Abatmung von Kohlendioxyd (CO_2), in Verbindung mit vertiefter Lungenbelüftung mit Sauerstoff, aufgrund der mit der Bauchatmung verbundenen Hebung und Senkung des Zwerchfells.
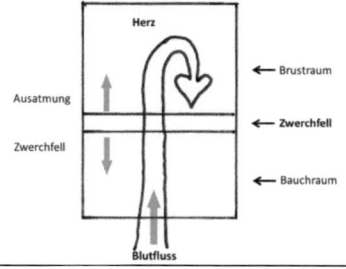	

In diesem Kapitel „mehr entgiften als vergiften" (im Hinblick auf Immunstärkende Maßnahmen) möchte ich zum Hormon Melatonin schon hier einige Bemerkungen machen. Melatonin ist ein Hormon der Zirbeldrüse.

Melatonin ist ein starkes Antioxidans, also ein wichtiger Reduktions- und Entgiftungsstoff in unserem Körper. Melatonin fördert bzw. regelt auch den Schlaf.
Eine Verringerung des Melatonin-Spiegels im Blut verursacht Schlafstörungen oder Störungen im Schlaf-Wach-Rhythmus. Wir brauchen also einen **natürlichen Melatonin-Spiegel**, um gut schlafen zu können. Gesunder Schlaf stärkt unser Immunsystem!

Detaillierte Ausführungen sind in meinem Vortrag über Schlafstörungen zu finden.
Das Melatonin als wichtiger Entgiftungsstoff hat eine große Bedeutung für unser Immunsystem. Deswegen muss es hier unbedingt berücksichtigt werden.

« Immun-Instrument » Melatonin	
Was fördert die Melatoninbildung? • Schlaf vor Mitternacht im dunklen Zimmer • Natürliches Licht, Sonne, fördert die Serotoninbildung. Aus Serotonin wird in der Nacht Melatonin.	Was senkt den Melatoninspiegel? • Schlaf bei Kunstlicht und Elektrosmog im Schlafzimmer • Elektrosmog, Mobilfunk • Leckstrahlung Mikrowelle • Süßstoffe wie Aspartam • Insulinsteigernde Nahrungsmittel

Ernährung ist das, was wir verdauen

Ernährung ist in erster Linie nur das, was wir verdauen.
Das ergibt sich aus der folgenden Formel, wobei tatsächlich es nur zu 20% darauf ankommt, was wir essen. Denn wenn unser Verdauungssystem die Nahrung nicht aufschlüsseln und verwerten kann, dann nützt die wertvollste Nahrung gar nichts.

> E= N x V
> Ernährung = Nahrung x Verdauung

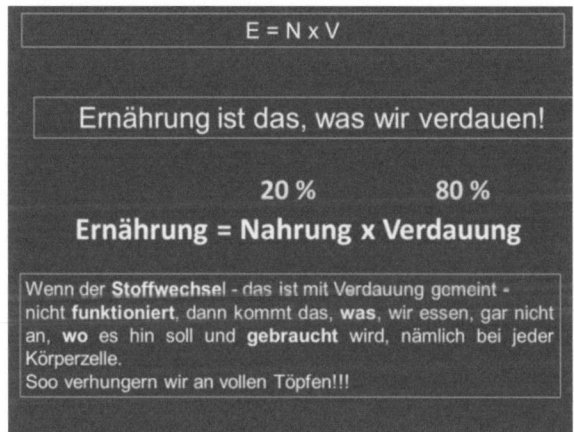

Abb. 26

Besonders Dr. Erich Rauch, Mayr- Arzt, hat immer wieder in seinen Büchern, insbesondere in dem sehr empfehlenswerten Buch „Blut- und Säfte-Reinigung", auf diesen wichtigsten Grundsatz jeglicher Ernährung hingewiesen.

Dr. Rauch zitiert Hufeland:
„Nicht das, was wir essen, sondern nur das, was wir verdauen, kommt uns zugute."

Für mich ist dies auch der wichtigste Lehrsatz, der bei jeder Kochshow, bei allen Kochbüchern, Ernährungslehren und bei jeder Ernährungsberatung als unverzichtbares Naturgesetz an erster Stelle stehen müsste.

Wenn man sich aber auf der Webseite der Deutschen Gesellschaft für Ernährung

„Vollwertig essen und trinken nach den 10 Regeln der DGE"

die 10 Regeln der Ernährung ansieht, dann bemerkt man, wie eng der Ernährungsbegriff dort gefasst ist.

Es geht in den Regeln nur darum, was man isst. Aber kein einziges Wort wird darüber gesagt, dass zu berücksichtigen ist, in welchem Zustand das Verdauungssystem sich befindet. Das ist leider die deutsche Wirklichkeit bei der Schulmedizin, in den Krankenhäusern, bei gesetzlichen - und privaten Krankenkassen, Ernährungsberatern, Kochbuchautoren und Starköchen. Alle diese Interessenvertreter leben sehr gut vom zum Teil desolaten, chronischen Krankenzustand der Bevölkerung.

Und warum?- Weil offensichtlich kaum jemand diese einfache Ernährungsformel kennt, berücksichtigt oder verinnerlicht hat, geschweige denn anwendet.

Wer sie jedoch berücksichtigt und anwendet, der isst nur die Hälfte, weil er, wenn er jeden Bissen zum Beispiel 50-mal gekaut hat, einfach satt ist. Die andere Hälfte auf dem Teller ist absolut überflüssig! Ein altes Sprichwort sagt: „Von der einen Hälfte auf dem Teller leben wir, von der anderen Hälfte leben die Ärzte".

Das ergibt sich auch aus der Formel: Ernährung = Nahrung x Verdauung. Dort hat die Bedeutung, was und wieviel wir essen, nämlich die Nahrung, nur einen Anteil von 20 %, wie man aus der Abbildung 26 erkennen kann.

Warum ist die Verdauung so viel wichtiger? - Das ist so einfach wie einleuchtend!

Wenn die Verdauung, besser gesagt - der Stoffwechsel mit Ver- und Entsorgung - nicht funktioniert, dann kommt das, was wir essen, gar nicht dort an, wo es hin soll und gebraucht wird, nämlich bei jeder Körperzelle. Und es kann das, was an Giften im Organismus entsteht, auch nicht vollständig ausgeschieden werden.

Auf diese Weise verhungern wir an vollen Töpfen selbst bei hochwertigster Nahrung.

Es gibt daher drei Möglichkeiten bei der Verstoffwechselung des Speisebreis:

1. Der Speisebrei im Darm ist verdaubar und wird ohne Probleme vom Körper aufgenommen.
   Es ist alles Ok.
2. Der Speisebrei geht im Darm in Fäulnis und Gärung über.
   Alarm! Blähungen!
3. Der Speisebrei aus unverdaulichen Eiweißen ,insbesondere von Fleisch, verrottet im Darm und erzeugt praktisch Leichengifte: Indol, Skatol, Cadaverin u.a.
   Großer Alarm!

Punkt 3 zeichnet sich durch eine hohe Alarmstufe aus, die dann noch erhöht wird, wenn zu den Leichengiften die Gärungen aus Zwischenmahl-zeiten hinzukommen.

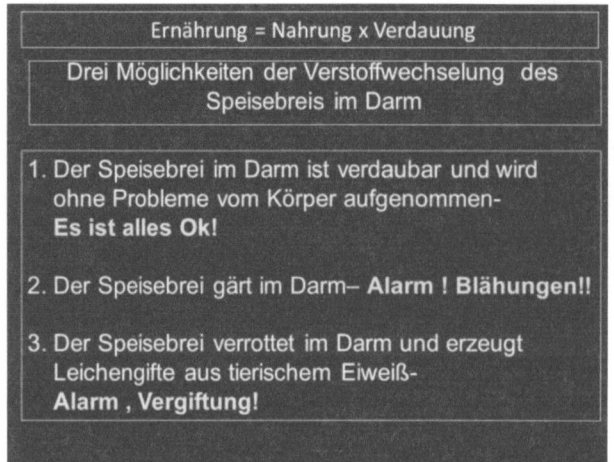

Abb. 27

Nahrung aus Zwischenmahlzeiten trifft meistens auf einen noch nicht völlig entleerten Magen mit angedauten Nahrungsbestandteilen. Die angedauten Reste im Magen vermengen sich mit der neuen Nahrung und gehen damit zusammen zwangsläufig schnell in Fäulnis und Gärung über.

Das ist sehr belastend und vergiftend für den Körper wegen der verstärkten Zersetzung von Eiweiß in Indol, Skatol und andere Leichengifte, die u.a. als Indikan im Urin ausgeschieden werden!

Die Indikan- Ausscheidung z.B. ist im Urin labormäßig messbar. Sie sollte nicht mehr als 5-20 mg/24 h betragen.

Diese Untersuchungen gehören nicht zur täglichen ärztlichen Praxis. Nach meiner Meinung sind sie unverzichtbar, um dem Patienten beweisen zu können, dass der Ernährungsfehler bei ihm liegt, und dass er seinen Ernährungsstil ändern muss.

Biologische Systeme benötigen Vitalstoffe (Mikronährstoffe)

Biologische Systeme, Mensch und Tier, brauchen eine natürliche Nahrung mit einem hohen Anteil an Vitalstoffen. Aber was nützt eine hochwertige, vitalstoffreiche Nahrung, wenn unser Verdauungssystem krank, vergiftet und überhaupt nicht leistungsfähig ist, wie es eben dargelegt worden ist.

Gerade wenn eine solch hochpotente Nahrung, vielleicht gar im Übermaß heruntergeschlungen, in einen kranken Darm gelangt und auf eine löcherige Darmschleimhaut trifft, dann kann man sich gut vorstellen, dass der Darm dadurch zu einer noch größeren Giftquelle wird.

Solange der Darm nicht saniert ist, durch Schonung, Säuberung und Schulung, wie es in den vorangegangenen Kapiteln dargelegt worden ist, entstehen durch Frischkost, Vollwertkost und Vitalstoffe, vor allem im Übermaß genossen, bakterielle Zersetzungsvorgänge, die zur Selbstvergiftung führen. Insoweit stärkt in einem solchen Stadium gutgemeinte Vollwert- und Frischkost das Immunsystem nicht, sondern schwächt es außerordentlich.

Im Hinblick auf das Selbsthilfe-Programm muss dies also unbedingt beachtet werden. Man darf Ernährungsberatern, Ökotrophologen eben nicht unkritisch folgen, wenn sie faserreiche Vollwert- und Frischkost vorschlagen, ohne die Verdauungsleistung zu kennen.

Wir persönlich müssen selbst einschätzen, was unser Verdauungssystem leisten kann, damit uns die kratzenden Ballaststoffe nicht „zerreißen".

In meinem vorgeschlagenen Selbsthilfe- Programm haben Ballaststoffe, faserreiche Vollwertkost keinen Platz, sie müssen in dieser Zeit unbedingt vermieden werden. Dies auch besonders deswegen, weil wir mit Schonen, Säubern, Schulen eine außerordentliche Regeneration des gesamten Verdauungssystems eingeleitet haben. Für die Aufarbeitung des zum Teil viele Jahre alten und verkrusteten Darmschmutzes in den Darmzotten, benötigt unser Körper alle verfügbare Energie.

Die Aufarbeitung des Darmschmutzes wird durch Vielessen und hochpotente Nahrung behindert, weil sich die Verdauungssäfte immer zuerst der neuen Nahrung zuwenden und dadurch zu Lasten der dringend notwendigen Aufarbeitung des Darmschmutzes gehen.

Auch Beeren, Zitrusfrüchte und Obst sind in meinem Selbsthilfe-Programm verboten. Sie enthalten Zitronensäure und Apfelsäure, sie fördern nicht die Abheilung der Darmschleimhäute, sondern sie reizen diese.

Was kann ich dann überhaupt noch essen im Selbsthilfe-Programm?

Ich möchte nochmal deutlich betonen, dass es in diesem Programm darum geht, das Immunsystem zu stärken. Es geht nicht um ein Ernährungsprogramm, oder eine Ernährungsberatung.
Eine Ernährungsberatung ohne eine Begutachtung des Verdauungssystems ist eine schlechte Beratung.

Der Darm, mit dem größten Anteil am Immunsystem, gesundet, wenn wir ihn schonen und nicht belasten, wenn wir ihn entgiften und nicht vergiften. Nur auf diese Weise können sich die empfindlichen Darmschleimhäute erneuern und sich wieder neu bilden.

Deswegen sieht das Selbsthilfe-Programm eine ganz einfache, sanfte Kost vor:
Morgens und abends Amaranth- Knäckebrot mit Butter und etwas Schafs- oder Ziegenkäse, jeder Bissen muss 50-mal gekaut werden. Mittags in Olivenöl gedünstetes Gemüse, etwas Butter dazu. Jeder Bissen ist 50-mal zu kauen. Hungergefühle treten nicht auf!

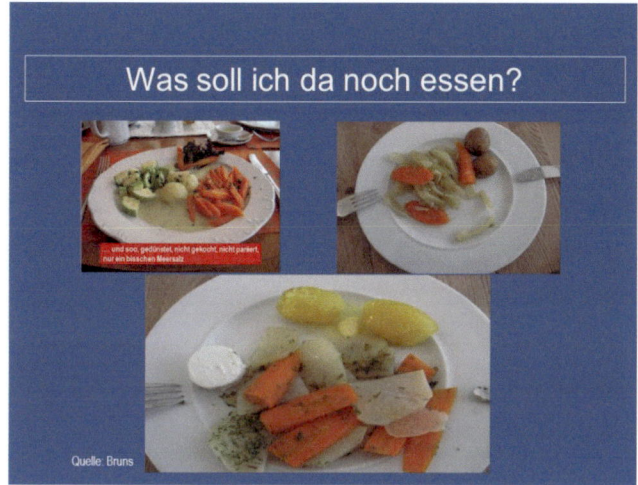
Abb. 28

Aber was ist mit den lebensnotwendigen Vitalstoffen? Sie sind wichtig und unverzichtbar! Viel hilft hier aber nicht viel, das ist die allererste Regel, wenn wir an die tägliche Nahrungsmenge denken.

Es nützt überhaupt nichts, wenn man bei einem gestörten, müden, vergifteten oder gar gelähmten Darm sehr viel Vollwertnahrung und Vitalstoffe zu sich nimmt. Im Gegenteil: Es wird schaden!
Ein Mensch, der so handelt, verhungert praktisch an vollen Töpfen, weil kaum gesunde Nährstoffe bei den Zellen im Organismus ankommen. Die Nährstoffe in einem kranken Darm zersetzen sich, gären und es entstehen Alkohole wie Methanol, Propanol und Butanol.

Es ist also unverzichtbar, zunächst mit dem Selbsthilfe- Programm den Darm zu sanieren. Der Diagnostische Blick wird uns die Fortschritte sehr bald bestätigen. Je nach persönlichem Zustand kann man dann die einfache Kost mit Frischkost und damit mit den lebenswichtigen Vitalstoffen anreichern. Um den Erfolg, die Besserung nicht zu gefährden, muss weiterhin jeder Bissen 50-

mal gekaut werden. Ernsthafter Hinweis: Bitte keine Sause, keine große Völlerei bei der nächsten Feier! Es könnte daraus ein Krankenhausaufenthalt werden, weil das gerade verjüngte Verdauungssystem so einem „Überfall" überhaupt nicht gewachsen ist. Das wäre genauso, als wenn man einem verhungernden Menschen ein Eisbein vorsetzte.

Prof. Karl Pirlet (Die Erhaltung von Leben und Gesundheit, 2003) schreibt in seinen Ausführungen „Präventive und therapeutische Diätetik", dass sich eine „naturgemäße Diätetik" eines Menschen an seiner krankhaft veränderten Eigenart zu orientieren hat und nicht an der „Naturhaftigkeit der Nahrungsmittel".

Übersetzt bestätigt das, dass wir alle lebenswichtigen Vitamine und Vitalstoffe, die unser Organismus dringend braucht, nur dann aufnehmen können, wenn unser Darm gesund ist, und er diese Stoffe auch verstoffwechseln und dem Organismus zur Verfügung stellen kann.

Dr. Joachim Mutter stellt in seinem Buch „Grün essen" die Bedeutung und Wirkung der Vitalstoffe dar. Ein lesenswertes Buch. Die besten Gesundmacher auf dem Teller seien „grün, wild und chlorophyllreich".

Aber auf die unbedingt zu berücksichtigende Verdauungsleistung, so wie ich sie hier mit der Formel Ernährung = Nahrung x Verdauung behandelt habe, geht Dr. Mutter leider in seinem Buch nicht ein.

Er sagt lediglich, dass die Verdauungsleistung durch frischkostreiche Ernährung zunehmen würde. Die Erfahrung mit Kranken und Schwerkranken lehre, dass sich „Unverträglichkeiten oder Blähungen einstellen, die aber unbedeutend seien und keinen Krankheitscharakter hätten".

Wer diesen Weg „Grün essen" ausprobieren möchte, sollte nach meiner Empfehlung unbedingt vorher die drei „S" aus der Mayr- Therapie beachten: Schonen, Säubern, Schulen.
Und danach dann „Grün essen", aber bitte jeden Bissen 50-mal kauen.

Stärkt Impfen mein Immunsystem?

Diese Frage beantworte ich aufgrund der eingehenden impfkritischen Symposien und Literatur mit „nein". Das Immunsystem wird durch Fremdstoffe, die die meisten Impfstoffe wie Thiomersal (Quecksilber) zum einen, und Aluminium, Antibiotika, Formaldehyd, Phenol u.a. zum anderen enthalten, mit Sicherheit geschädigt, weil diese Stoffe zum Teil schwere Gifte für das Immunsystem darstellen.
Das zeigen allein schon die gemeldeten Komplikationen und Todesfälle.

Auch die Wirksamkeit der Impfungen gegen Grippe und andere Infektionskrankheiten wird mit amtlichen Zahlen von Hans U.P. Tolzin (Literatur im Anhang) mehr als bezweifelt.

Es gibt keine überzeugenden Beweise für einen gesundheitlichen Vorteil von geimpften zu ungeimpften Menschen. Auch die Tetanusimpfung schützt nicht unbedingt vor Tetanus, wie Tolzin in seinem Buch „Die Tetanuslüge" mit amtlichen Zahlen belegt.
Impfungen sind ein gefährlicher Schuss ins Immunsystem, wie es formuliert worden ist, besonders im ersten Lebensjahr. Ich halte das für Körperverletzung, um es mutig zu sagen, angesichts des öffentlichen Drucks der massiv ohne evidenzbasierte Daten ausgeübt wird.

Eine gesunde Lebensweise und das hier vorgestellte immunstärkende Selbsthilfe- Programm ist allemal wirksamer und natürlicher.

Zusammenfassung : Mein immunstärkendes Selbst-Hilfeprogramm

Schonen	Säubern I
• Einhaltung der Grusel- Liste	• Einhaltung von drei Mahlzeiten • 50-mal kauen, jeden Bissen • Keine Zwischenmahlzeiten
• Leberwickel vor dem Essen	• 1 Glas warmes Wasser jeden Morgen nach dem Aufstehen
• Jeden Bissen 50-mal kauen und einspeicheln	• 1 Glas 0,1 l roh gepresster Saft aus 1 Bio-Kartoffel und 1 Bio-Möhre
• Kein Trinken zum Essen	Einlauf (Klistier) 1- 2 mal in der Woche
• In Ruhe essen, ohne Fernsehen, Zeitung und anregende Gespräche	1-2 Mal in der Woche: • morgens 1 Glas (1/4 l) warmes Wasser mit 1 Teelöffel Bittersalz
• Nur dreimal am Tag essen, abends vor 18 Uhr	• Einlauf (Klistier) 1- 2 mal in der Woche
• 2 l Quellwasser o. Kohlensäure, aber nicht zum Essen (Volvic, Fachinger, Umkehrosmose gereinigtes Wasser)	• Mit Madaus Indikatorpapier den pH- Wert des Urins messen (Morgens nach dem Aufstehen und am Nachmittag (16-17Uhr)
• Morgens: Knäckebrot Amaranth mit Butter, etwas Frischkäse	• In Ruhe essen, ohne Fernsehen, Zeitung und anregende Gespräche
• Mittags: Gedünstetes Gemüse	• Nur dreimal am Tag essen • Abends vor 18 Uhr
• Abends: Knäckebrot mit Amaranth. Nicht später als 18 :00 Uhr	• 2 l Quellwasser ohne Kohlensäure, am besten warm oder heiß
•	• Alle 2 Tage 1x 1Teelöffel Heilerde mit viel Wasser vor dem Essen

Säubern II	Säubern III
Blutreinigende physikalische Maßnahmen: - Trockenbürsten vor dem Duschen - Wechselduschen - Trockenrubbeln - Ansteigende Fußbäder, 37°-42°C 1-2-mal in der Woche - Ansteigendes Bürstenhalbbad, ab 37° ansteigend, bei frösteln - Rumpffreibebad 28° - 20°, wenn man warm genug ist	Aktivierung der Bauchatmung: - **Bauchmassage** Auch ein Laie kann bei sich selbst oder beim Partner mit einer im Uhrzeigersinn kreisenden **sanften** „Saug- und Pumpmassage" im Atem-Rhythmus (Heben und Senken des Bauches) die Bauchmassage im Sinne einer Lymphdrainage sehr fördern. Es muss unbedingt sanft erfolgen, Massage ist insoweit ein falscher Ausdruck. Eine starke Massage bringt eine Abwehrspannung des Bauches hervor. Eltern von Kleinkindern wissen, wie sie Kleinkindern den Bauch reiben. So muss man sich das bei der Bauchmassage vorstellen und dies dann im Rhythmus der Bauchatmung machen
- Basenbad – 1 mal in zwei Wochen (1 kg Totes-Meer-Badesalz, Natriumcarbonat)	- 20 minütiger Spaziergang mit bewusster Bauchatmung 2-mal am Tag: 7 Schritte ausatmen, 5 Schritte einatmen mit kontrollierender, begleitender Hand auf dem Bauch
- Infrarot Sauna, 1 mal die Woche	

Abb. 29

Das Hormon der Zirbeldrüse Melatonin ist nicht nur als Schlafhormon bekannt, es ist auch ein wichtiges Hilfsmittel des Körpers zu entgiften. Deswegen ist nicht nur wichtig, was die Bildung von Melatonin fördert, sondern es ist zu beachten, dass gerade Elektrosmog die Melatonin Bildung reduziert.

Es gilt: Gesunder Schlaf - gesundes Leben!

Und umgekehrt: Gestörter Schlaf – gestörtes Leben!

« Immun-Instrument » Melatonin
Was fördert die Melatoninbildung ?
- **Schlaf vor Mitternacht** im dunklen Zimmer
- Natürliches Licht, die Sonne, fördert die Serotoninbildung. Aus Serotonin wird in der Nacht Melatonin.
- Deswegen 2-mal täglich ein Spaziergang in der Sonne.

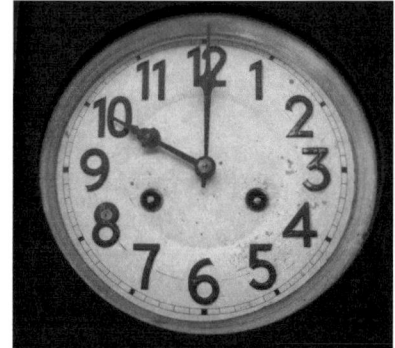

Abb. 30

Der Beweis, dass es mir bereits in 14 Tagen besser geht

Was erreiche mit dem Selbsthilfe- Programm? Was verbessert sich?

Bereits nach 14 Tagen stellt sich ein besseres Befinden ein, je nachdem von welchem Vergiftungszustand man ausgegangen ist.
Bei strenger Einhaltung des Programms wird man sich bereits nach wenigen Tagen sehr erleichtert fühlen.
Am Anfang sollte man morgens nach dem Aufstehen mit dem Glas Bittersalz beginnen. Bittersalz bekommt man preiswert in der Apotheke.

Jeder Darm reagiert unterschiedlich auf das Trinken von Bittersalz. Ist der Darm müde, schlaff, sehr verschlackt, also träge, dann kann es sein, dass er auf ein Glas Wasser mit 1 Teelöffel Bittersalz noch nicht mit einer verstärkten Ausscheidung reagiert.
Deswegen habe ich vorgeschlagen, an zwei Tagen hintereinander in einer Woche, den Bittersalztrank zu nehmen. Das ist auch die richtige Dosis für ein sanftes Entgiften für Menschen, deren Darm nicht so träge ist.

Bei den stationären Mayr- Therapien wird jeden Tag die Bittersalzlösung getrunken. Auch dagegen ist in der Regel nichts einzuwenden, denn das Verhältnis 1 Teelöffel Bittersalz zu einem viertel Liter Wasser entspricht ungefähr der Konzentration der körperlichen Gewebsflüssigkeit. Diese rieselt den Magen- Darm-Kanal hinunter und löst und schwemmt alte Speise- und Kotreste aus.
In der Mayr-Therapie wird dadurch aber schneller und stärker entgiftet und ausgeleitet. Weil das so ist, wird wegen möglicher stärkerer Entgiftungsreaktionen die Kur von einem Mayr- Arzt begleitet.

Noch einen wichtigen Hinweis zum hier vorgeschlagenen Selbsthilfe- Programm. Wenn man damit angefangen hat, dann sollte man es nicht abrupt abbrechen, weder innerhalb der 14 Tage noch nach den 14 Tagen. In jedem Fall muss ein sanfter Übergang gewählt werden.

Das Programm einer Feier wegen zum Beispiel zu unterbrechen, und sich dabei so richtig der Völlerei hinzugeben mit Alkohol und deftiger Mahlzeit, ist gefährlich. Man muss damit rechnen, dass unter Umständen der Arzt gerufen werden muss.

Die Komplikationen, die auftreten können, sind vergleichbar mit denen, die ein ausgehungerter Mensch erfahren würde, wenn er beispielsweise plötzlich ein Eisbein voller Gier verschlingen würde.

Es ist in der Tat nicht zu glauben, wie schnell und wie tief die Maßnahmen des Selbsthilfe-Programms, insbesondere das 50-mal Kauen und die Vermeidung einer üblichen Misch- Masch- Kost, in das Stoffwechselgeschehen eingreifen.

Nach meinen Ausführungen steht zuletzt die Frage im Raum: Wann kann ich wieder normal essen?
Die Gegenfrage lautet: Was ist normal?

Auf jeden Fall ist die nun eingeübte Kauweise normal. Normal und unschädlich ist auch die Gruselliste. So schwer es auch ist, sie einzuhalten. Sie später mehr oder weniger zu beachten, wird nach dem Selbsthilfe- Programm kaum eine Vernunftentscheidung sein. Denn unser Geschmack hat sich bereits geändert und wird sich in Zukunft noch mehr ändern, wenn wir dabei auf unsere Kauweise achten.

Der Körper lügt nicht. Wenn er entgiftet hat und keine Sucht- und Zusatzstoffe mehr im Körper sind, dann ist unser Geschmacksempfinden natürlich auf das ausgerichtet, was unser Organismus in Wirklichkeit braucht, eben auch Vitalstoffe.

Die Sucht nach den Gerüchen aus den Brat -und Pizzastuben lässt nach. Nach meinen Umstellungserfahrungen stellte ich das selbst fest. Auch mochte ich zum Beispiel überhaupt kein Schweinefleisch mehr. Wenn ich es dann trotzdem mal gegessen hatte, dann konnte ich einige Tage später immer Pickel an immer derselben Stelle auf dem Dickdarmmeridian beobachten. Mein Körper sagt „nein", wenn ich es rieche.

Mir haben Patienten, die ich beraten habe, gerade diese Frage gestellt: Wann kann ich wieder normal essen? Sie haben schnell eingesehen, dass es die Heilkräfte des Verdauungssystems waren, die sie beispielsweise befreit hatten von bluthochdruck- und cholesterinsenkenden Tabletten und Schmerzmitteln.

Die bisherige Misch-Masch-Kost mit einem hohen Anteil an tierischem Eiweiß, Koch- und Bratkost, also alles das, was in der Gruselliste steht, ist eine Rückkehr auf den Weg ins chronische Siechtum.

Das vermeiden wir mit unserem Selbsthilfe- Programm. Das erste Mal wird es sicher länger als 14 Tage dauern müssen, je nach Vergiftungszustand und danach, an welchen Krankheiten wir möglicherweise leiden und welche Medikamente wir nehmen oder nehmen müssen.

In den folgenden Jahren reicht dann, je nach dem eigenen persönlichen Status, das Selbsthilfe-Programm aus, wenn es ein- oder zweimal im Jahr 14 Tage lang durchgeführt wird.

Das würde dann auch die Eiweißspeicherabbaudiät nach Prof.res Dr.- Wendt erfüllen, die sehr wirksam unter anderem zur Blutdrucksenkung angewendet wird. Hierzu verweise ich auf meinen Vortrag: Bluthochdruck – Therapie ohne Nebenwirkung? (ISBN 978-3-7322-8928-8).

Die Gesundung ist messbar, die Autoregulation, Selbstheilung funktioniert wieder, wie folgende Tabelle nach Wendt zeigt:

	Erst-Untersuchung	nach 1 Monat	nach 2 Monaten	nach 3 Monaten
nüchtern Blutzucker	130 g %	126 %	75 %	59 %
Gewicht	80 kg	76,5 kg	74 kg	72 kg
Blutdruck	160 / 95	155 / 90	145 / 90	130 /80
Cholesterin	292 mg /dl	290 mg /dl	210 mg /dl	178 mg /dl
Rheuma	++	+	-	-
Hämatokrit	46 Vol.-%	45,5 Vol.-%	44 Vol.-%	41,5 Vol.-%

Abb. 30   Quelle: Wendt, Eiweißspeicherkrankheiten

Unser eigener diagnostischer Blick zeigt uns auch ohne Datengläubigkeit, wieviel es uns besser geht:

- Die Haut ist sichtbar reiner und straffer geworden
- Altersflecken schwächen sich ab, verschwinden zum Teil sogar
- „Ausgeleierte" Bäuche nehmen eine messbar bessere Haltung ein. Dies geschieht einfach deswegen, weil das Darmrohr sich gereinigt hat und straffer geworden ist, also einen wieder besseren Spannungszustand erreicht hat.
- Der Durchmesser des Darmrohres hat sich verringert, weil Entzündungen und Schwellungen abgeklungen sind

- Blähungen, stinkende Stühle wie aus einer Kloake sind nach der Ausscheidungsphase bald verschwunden
- Das Zwerchfell hat sich gesenkt, die Lungen werden dadurch tiefer belüftet
- Das Gefühl von Herzenge durch einen nach oben drückenden Oberbauch ist verschwunden, weil die Bauchatmung verstärkt möglich wird
- Die Verdauungsorgane im Bauchraum, die aufgrund der erfolgten Entgiftung nach keiner schonenden Flachatmung mehr verlangen, machen das möglich

Die Bauchatmung weiterhin durch eine sanfte Bauchmassage täglich zu unterstützen, ist auf Dauer eine gute Stärkung des Immunsystems.

Schluss

Nichts und niemand bewahrt uns vor dem Altern und vor dem Tod. Früher oder später kommen wir dahin. Das weiß jeder. Aber auf dem Weg dahin ist eine gute Lebensqualität und ein gutes Wohlgefühl eine der wichtigsten Voraussetzungen für viele Träume, Ziele, Aufgaben und Verantwortungen, die jeder hat.
Das vergisst man meistens dann, wenn im Augenblick alles gut ist oder gut scheint.
Da ich schon ziemlich weit auf dem Wege meines Lebens bin, ist es mir ein Anliegen mit diesem Vortrag und diesem Büchlein, naturheilkundliche praktische Erfahrungen weiterzugeben, die jeder in seinen Tagesablauf recht problemlos einbauen kann.

Ich erinnere an ein Zitat von Goethe: „Geprägte Formen, die lebend sich entwickeln."

Wenn man dieses Zitat anwendet auf den Diagnostischen Blick im Hinblick auf die Mayr-Figuren, dann wird deutlich, dass wir selbst einen entscheidenden Anteil haben an den prägenden Kräften, die unsere Formen beeinflussen.

Über den Autor

Gerhard Bruns: Gerhard Bruns (geb.1940), Studium des Bauwesens an der TU Braunschweig, Dipl. Ing., Tätigkeit im Auslandsstraßenbau bei einer Ingenieurgesellschaft. Leitender Beamter in einem Landesministerium für Wirtschaft und Verkehr. 1975- 1980 Studium Naturheilkunde u.a. bei Dr. Gerhard Ohlenschläger , Frankfurt, und seitdem bis 1999 nebenberufliche Praxis als Heilpraktiker. Seit 2002 Vorträge. 2003 Mitbegründer des Butjadinger Forum Naturheilkunde und Medizin. Schwerpunkt bei Beratungen ist die Mayr-Diagnostik und Therapie.

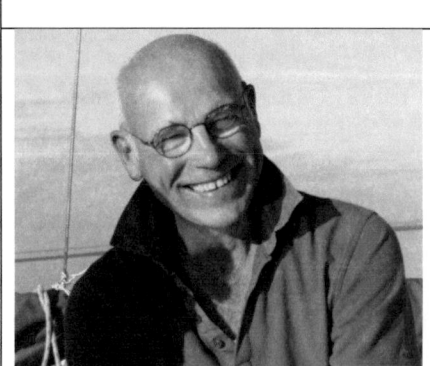

	Gerhard Bruns, Heilpraktiker, Dipl. Ing.
	Lerchenstraße 11
	26969 Butjadingen- Burhave
	Tel.: 0049- 4733-323
	Mail. Gerhard.bruns@t-online.de
	Internet:
	www.gerhard-bruns.de
	www.butjadinger-forum-naturheilkunde.de

Abbildungen

Abb. 1	Leiden auf Rezept
Abb. 2	Darmschleimhaut-Zelle
Abb. 3	Mamma-Screening
Abb. 4	Verschlackungs-Pegel
Abb. 5	Zunge
Abb. 6	Darm- Schlüssel für Gesundheit und Therapie
Abb. 7	Darmschleimhaut im Mikroskop
Abb. 8	Darmschleimhaut als Filterstation
Abb. 9	Darmschema
Abb. 10	Der Weg zur Gesundheit
Abb. 11	Was schadet den Darmbakterien?
Abb. 12	Fehlstellungen des Körpers sind Kompensationsmaßnahmen
Abb. 13	Epigastrischer Winkel
Abb. 14	Flankenmaß

Abb. 15	Zwerchfellpumpe
Abb. 16	Blut- und Säfte-Volumen
Abb. 17	Das menschliche Fass
Abb. 18	Was füllt das Fass?
Abb. 19	Krankheit ist ein zweckmäßiger Vorgang
Abb. 20	Antimittel
Abb. 21	Selbstheilungsphasen nach Reckeweg
Abb. 22	Mehr entgiften als vergiften
Abb. 23	Lebensimmunkurve, Antihomotoxische Medizin
Abb. 24	Heilprinzipien nach Dr. F. X. Mayr
Abb. 25	Immunstärkendes Selbst-Hilfe-Programm
Abb. 26	Ernährung = Nahrung x Verdauung
Abb. 27	Drei Möglichkeiten der Verstoffwechselung
Abb. 28	Was soll ich da noch essen?
Abb. 29	Zusammenfassung des Immunstärkenden Selbst-Hilfe-Programm
Abb. 30	Melatonin
Abb. 31	Erfolgstabelle nach Prof. Dr. Wendt

Quellenverzeichnis und lesenswerte Literatur

Dr. Joachim Mutter	Lass dich nicht vergiften
Ivan Illich	Die Nemesis der Medizin-Von den Grenzen des Gesundheitswesen
http://www.fxmayr.com/	Internationale Gesellschaft der Mayr-Ärzte
Prof. Dr. Heinrich Reckeweg	Homotoxikologie
Schmid, Rimpler, Wemmer	Antihomotoxische Medizin, Bd. 1, 2
Evans, Thornton, Chalmers, Glasziou	Wo ist der Beweis? Plädoyer für eine evidenzbasierte Medizin
Dr. Erich Rauch	Lehrbuch der Diagnostik und Therapie nach F. X. Mayr
Dr. Erich Rauch	Blut- und Säftereinigung
Hans Ulrich Grimm	Die Suppe lügt
Prof. Dr. Karl Pirlet Monika Pirlet- Gottwald	Konstitution und Individualität
Dr. Joachim Mutter	Grün essen
Hans U. P. Tolzin	Die Tetanuslüge
Hans U. P. Tolzin	Macht Impfen Sinn?

Hans U. P. Tolzin	Die Seuchenerfinder
Lothar Wendt / Susanne Petri	Eiweißfasten, Rezepte für die Eiweißabbau-Diät
Prof. Dr. Lothar Wendt Prof. Dr. Thomas Wendt	Angiopathien- Eiweißspeicherkrankheiten- Autoimmunkrankheiten
Professoren Wendt	http://www.prof-wendt.de
Dr. Michael Worlitschek	Säuren- Basen- Haushalt
Karl O. Glaesel	Heilung ohne Wunder und Nebenwirkungen
Albert von Haller	Macht und Geheimnis der Nahrung
Jörg Blech	Die Krankheitserfinder- Wie wir zu Patienten gemacht werden
Prof. Dr. Pischinger	Das System der Grundregulation
Dr. Joachim Mutter	Gesund oder chronisch krank?
Dr. Karl-Heinz Braun-von Gladiß	Krebskranke Menschen in ganzheitlich-medizinischer Behandlung
Dr. Thomas Rau	Biologische Medizin
Gerhard Bruns	Bluthochdruck- Therapie ohne Nebenwirkungen
Gerhard Bruns	Schlafstörungen, Gesund schlafen - gesundes Leben